Heike Höfler

Fitneß-Training fürs Gesicht

Die Autorin:

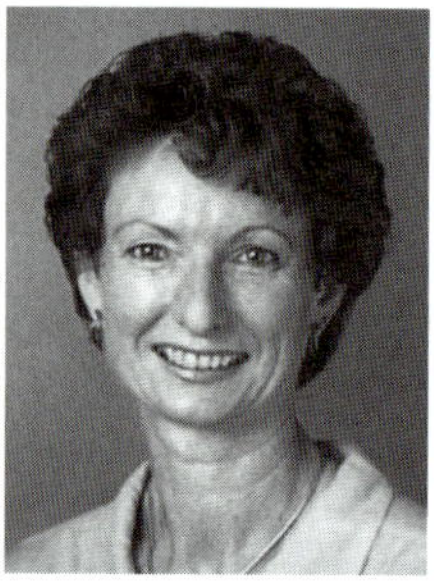

Heike Höfler, Jahrgang 1956, ist Sport- und Gymnastiklehrerin, lebt in Trossingen und gibt u.a. Gymnastikunterricht an der Kurklinik Waldeck in Bad Dürrheim. Sie hält regelmäßig gut besuchte Kurse für Gesichts-Gymnastik ab.
Durch ihren Auftritt in der Sendung »Schreinemakers live« löste sie den immer noch anhaltenden Trend »Gesichts-Gymnastik« aus.

Heike Höfler

Fitneß-Training fürs Gesicht

Über 100 einfache Übungen, mit denen Sie Ihre Haut schön und straff halten

TRIAS

Leserservice:

Wenn Sie Fragen oder Anregungen zu diesem Buch haben, schreiben Sie uns oder der Autorin:
Heike Höfler
Vogesenstraße 42
78647 Trossingen

TRIAS Verlag
Postfach 30 05 04
D-70445 Stuttgart

Lektorat: Stefan Vieregg

Außenlektorat: Ulla Schuler

Umschlaggestaltung:
Cyclus · D+P Loenicker, Stuttgart

Bildnachweis:
Umschlag vorne: Nicola Lazi
Umschlag hinten: Nicola Lazi, PhotoDisc
Fotos im Innenteil: Nicola Lazi

Zeichnungen: Thomas Zöller, Leonberg

Die Deutsche Bibliothek –
CIP-Einheitsaufnahme
Höfler, Heike:
Fitneß-Training fürs Gesicht : über 100 einfache Übungen, mit denen Sie Ihre Haut schön und straff halten / Heike Höfler. – Stuttgart : TRIAS, 1998

Gedruckt auf chlorfrei gebleichtem Papier

Printed in Germany
Satz: Fotosatz H. Buck, Kumhausen
Druck: Westermann-Druck, Zwickau

ISBN 3-89373-451-1 2 3 4 5 6

Einführung

»Ab 40 ist jeder verantwortlich für sein Gesicht.« Daß in dieser Aussage mehr als nur ein Körnchen Wahrheit steckt, ist vielen Frauen und Männern bewußt und motiviert sie, etwas für ihr Gesicht und seine Ausdrucksfähigkeit zu tun. Auf ihrer Suche nach einem Wegweiser bzw. Ratgeber stießen manche mehr oder weniger zufällig auf mein Buch »Das Fitneßtraining fürs Gesicht«, das hier in einer überarbeiteten und erweiterten Neuauflage vorgestellt wird. Die meisten jedoch wollten meine Methode des Gesichtstrainings kennenlernen, nachdem ich sie in einer TV-Live-Sendung bei Margarethe Schreinemakers vorgestellt hatte.

Seither erreichen mich viele Telefonanrufe und Briefe dankbarer Frauen und Männer, die meine Gesichtsgymnastik sowie die Selbstmassage und Entspannung mit sichtbarem Erfolg praktizieren. Sie tun dies aus unterschiedlichen Motiven: als kosmetische Maßnahme, zur Schönheitspflege, aus gesundheitlichen Gründen, zur Steigerung der persönlichen Ausstrahlung.

Der Zustand unserer Haut, die erlernbare Fähigkeit, unsere Gesichtsmuskeln (Mimik) zu kontrollieren und zu entspannen, entscheidet maßgeblich darüber, wie attraktiv wir auf unsere Umgebung wirken.

Auch bei der regenerationsfähigeren jugendlichen Haut verbessert die Gesichtsgymnastik die Durchblutung, beseitigt die Abfallstoffe und bewirkt einen frischen Teint. Außerdem kann man vorbeugend etwas für die Muskeln und die Haut des Gesichts tun. Das erspart manchen späteren Kummer. Zusätzlich vermittelt das Körpergefühl, das durch ein Training der Gesichtsmuskeln und somit der Mimik und Ausdruckskraft aufgebaut wird, verstärktes Wohlbefinden. In der Altershaut sind zwar alle Strukturen und Funktionen reduziert, doch können sie durch regelmäßige Gesichtsgymnastik, welche die *Durchblutung*, den *Stoffwechsel*, die *Zellerneuerung* und den *Lymphfluß* verbessert, am ehesten und optimal angeregt werden. Einschneidende Verfahren zur Behandlung der gealterten Haut (z.B. Gesichtsoperationen, Unterspritzen von Falten, Anwendung von Vitamin-A-Säure) bergen Risiken, und ihre Wirkung ist zeitlich begrenzt. Dagegen sind sachgemäße Gesichtsgymnastik und Gesichtsmassage ungefährlich und geeignet, auf natürliche Weise die gesunde, attraktive Spannkraft der Gesichtshaut zu erhalten und einen lebendigen Gesichtsausdruck aufzubauen. Außerdem regen sie die Regenerationskräfte der Haut an.

Die Gesichtsgymnastik wird keine Wunder gegen die biologische Uhr vollbringen. Sie wird nicht jede Falte aus dem Gesicht verbannen, aber sie wird Ihr Selbstvertrauen stärken, indem Sie den Alterungsprozeß nicht einfach resignierend hinnehmen, sondern versuchen, ihn zu verlangsamen.

Soll die Haut auch in späteren Jahren gesund und frisch aussehen, muß frühzeitig mit ihrer sorgfältigen Pflege im umfassenden Sinn begonnen werden. Sie wird es uns danken, genau wie sie uns das Gegenteil, die Mißachtung, übelnimmt. Allerdings sind viele zunächst sichtbare Effekte von Cremes nur oberflächlich und vorübergehend: Die Haut in den Fältchen wird mit Feuchtigkeit angereichert und geglättet, aber histologisch betrachtet ändert sich nichts. Echte positive Wirkungen in tieferen Schichten der Haut – nämlich dort, wo neue Zellen, neues Kollagen und elastische Fasern entstehen – erreichen Sie nicht mit passivem Cremen, sondern allenfalls durch aktive Gymnastik. Das Hautbild muß von innen her verbessert und aufgebaut werden. Pflege von außen ist nur ein unterstützender Faktor. Feuchtigkeitsspendende Cremes helfen, den Säureschutzmantel der Haut aufrechtzuerhalten, und schützen die Haut vor dem Austrocknen. Alles andere erreichen Sie am besten durch eigene Aktivität, die zudem wohlfeil und immer verfügbar ist. In diesem Sinne wünsche ich Ihnen Beharrlichkeit beim Durcharbeiten dieses Buches. Der Erfolg stellt sich dann unaufhaltsam ein. Und: Gesichtsgymnastik entspannt, bewirkt eine seelische Ausgeglichenheit und baut Streß ab!

Die wichtigsten Muskeln von Gesicht und Hals

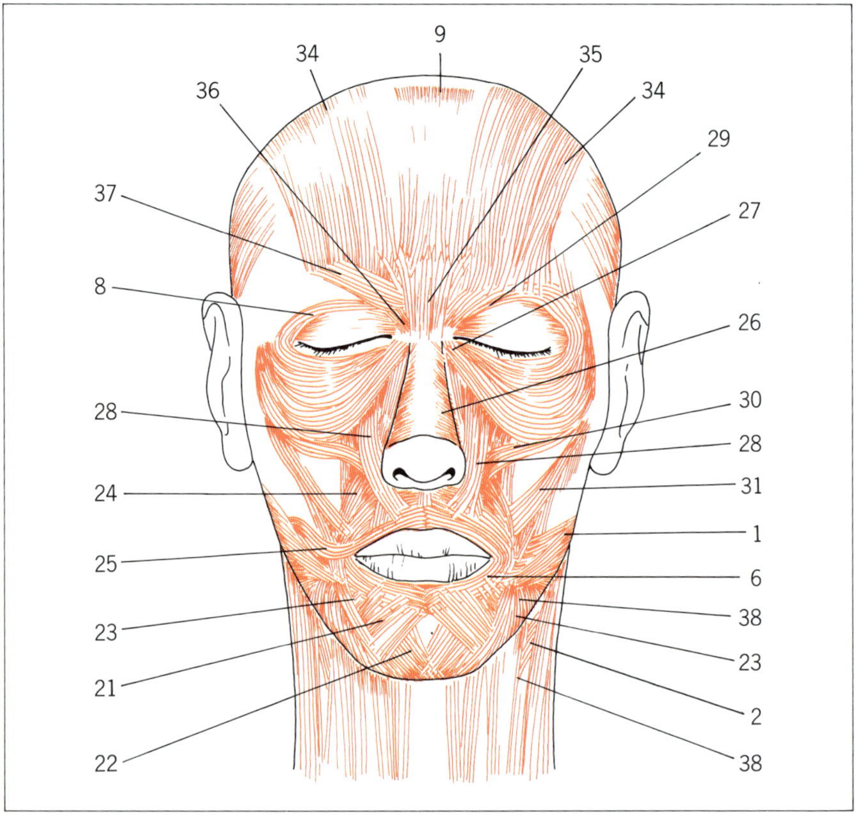

Abb. 1a: Die mimischen Muskeln

1 Kaumuskel
2 Kopfwender (angedeutet)
6 Mundringmuskel, Lippenmuskel
8 Augenringmuskel
9 Sehnenhaube
21 Unterlippensenker
22 Kinnmuskel
23 Mundwinkelsenker
24 Mundwinkelheber
25 Lachmuskel
26 Nasenflügelmuskel
27 Nasenflügelheber
28 Oberlippenheber
29 Inneres Lidband
30 Kleiner Jochbeinmuskel
31 Großer Jochbeinmuskel
35 Stirnhautherabzieher
36 Augenbrauenherab- zieher
37 Runzler der Stirnglatze
38 Hautmuskel des Halses

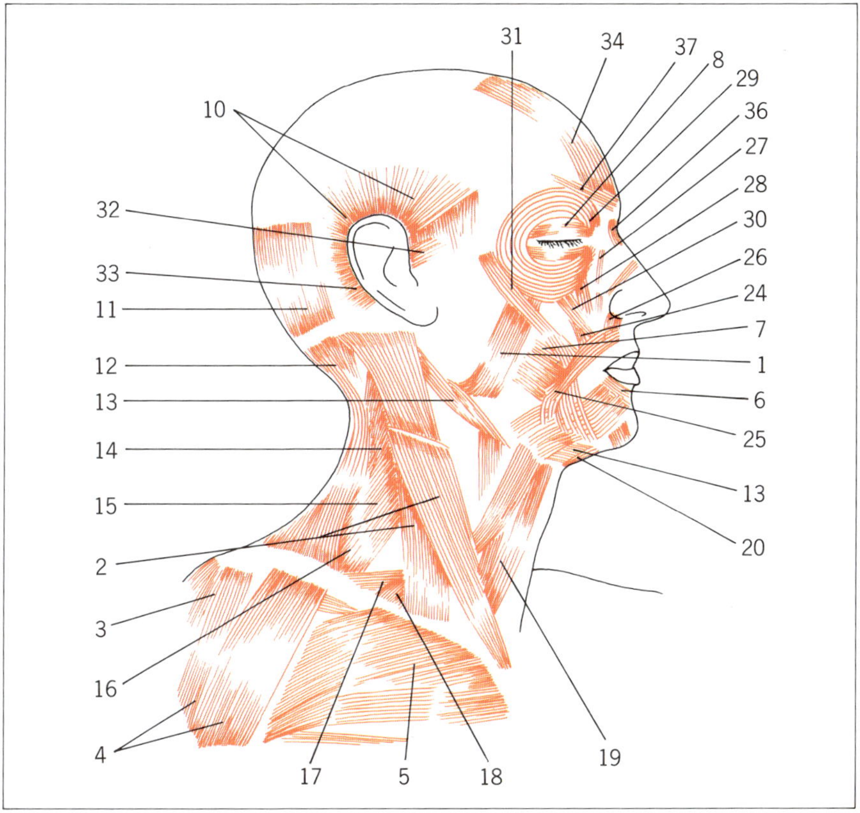

Abb. 1b: Kopf- und Halsmuskeln

3 Kappenmuskel
4 Deltamuskel
5 Großer Brustmuskel
7 Trompetermuskel
10 Schädelhaubenmuskel (Temporoparietalis)
11 Hinterhauptmuskel
12 Halbdornmuskel des Kopfes
13 Zweibäuchiger Kiefermuskel
15 Schulterblattheber
16 Mittl. Rippenhalter
17 Schulterzungenmuskel
18 Vorderer Rippenhalter
19 Brustzungenbeinmuskel
20 Kieferzungenbeinmuskel
25 Lachmuskel
32 Vorderer Ohrmuskel
33 Hinterer Ohrmuskel
34 Stirnmuskel
36 Augenbrauenherabzieher
37 Runzler der Stirnglatze

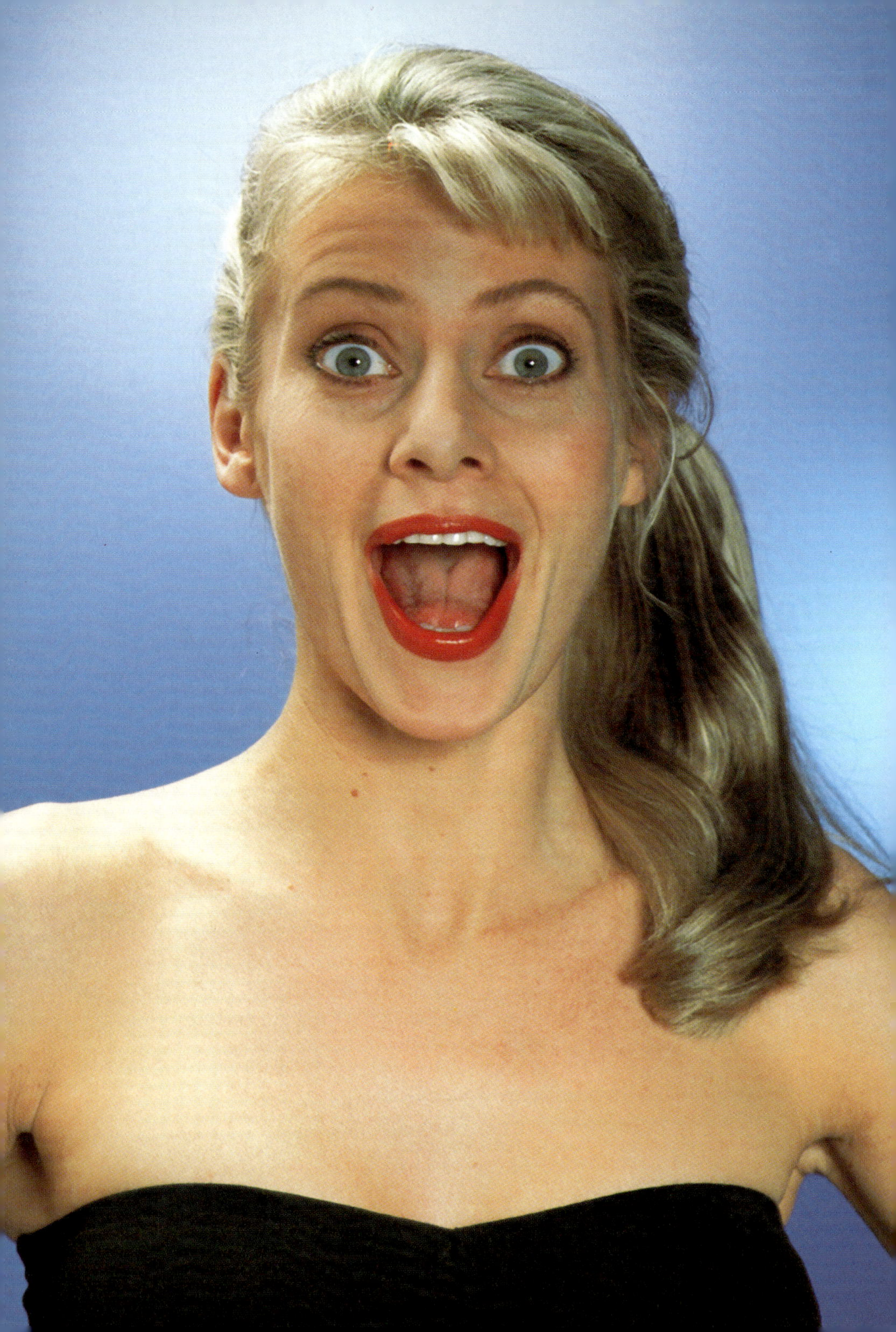

Grundwissen über die Haut, das Altern der Haut und natürliche Maßnahmen dagegen

In diesem ersten Teil erfahren Sie die wichtigsten Faktoren über den Aufbau des Gesichtsschädels und die zugehörigen Muskeln, die den Unterbau für die Haut und das Unterhautgewebe bilden. Die Struktur- und Funktionselemente der Oberhaut, Lederhaut und Unterhaut, die vielfältigen Aufgaben des Hautorgans und die Vorgänge beim Altern der Haut werden erläutert. Und schließlich werden Sie informiert, was Sie selbst tun können, damit Ihr Gesicht und Ihr Hals ein frisches, jugendliches, vitales Aussehen bewahren oder wiedergewinnen. Eine Anleitung zur Lymphdrainage und zur Akupressur führt Sie zum praktischen Teil hin.

Regelmäßige Gesichtsgymnastik erhält die Haut länger straff und frisch

Die Haut ist eine lebendige, äußerst dynamische Hülle. Wir erhalten ihre Funktionsfähigkeit, ihre weiche, elastische Beschaffenheit, durch ausgewogene Ernährung, konsequente Pflege und viel Bewegung an frischer Luft; hierzu trägt auch eine spezielle Gesichtsgymnastik bei.

Die Schönheit der Haut hängt nicht zuletzt von der Gesichtsmuskulatur (Abb. 1a u. b) und den *elastischen* und *kollagenen Fasern* der *Lederhaut* ab. Die Haut sollte elastisch, geschmeidig und gut durchblutet sein. Die Gesichtshaut ist mit den Gesichtsmuskeln direkt verbunden und muß deren Bewegungen folgen. Dadurch entsteht auch der mimische Ausdruck des Gesichts. Nimmt die Spannkraft dieser Muskeln ab, und verkümmern sie, weil wir viele von ihnen im täglichen Leben kaum benutzen, dann wird unsere Haut vorzeitig altern und erschlaffen, wodurch die »Gesichtskonstruktion« wie bei einem verwitterten Bauwerk einzustürzen droht.

Die zweite Stütze des Gesichts sind die kollagenen und elastischen Fasern des Bindegewebes der Lederhaut. Auch sie können sich zurückbilden und an Festigkeit, Elastizität sowie Volumen verlieren.

Durch eine gezielte, tägliche Gesichtsgymnastik wird das kollagene und subkutane Bindegewebe optimal durchblutet, die Hautzellen erhalten genügend *Sauerstoff* und *Nährstoffe,* die Muskel- und Bindegewebsfasern bleiben länger erhalten und regenerieren sich schneller. Die Haut erhält dadurch ein rosiges, straffes, frisches, jugendliches Aussehen. Auch die *Lymphzirkulation* wird durch Kontraktionsübungen positiv beeinflußt. Schlacken werden besser beseitigt und die Zellen gereinigt.

Außerdem regt der Wechsel von Spannung und Entspannung die kollagenen Fasern an, sich zu vermehren. Das Gewebe wird dadurch fester und straffer.

Durch die im zweiten Teil beschriebenen Gesichtsübungen können wir verhindern, daß die Muskeln und die elastischen und kollagenen Fasern sich zu rasch zurückbilden und ihre Spannkraft verlieren, wie es ja der Alterungsprozeß mit sich bringt. Wir können mit einfachen, natürlichen Mitteln einem frühzeitigen Alterungsprozeß der Gesichtshaut entgegenwirken und sogar teilweise Degenerationsschäden wieder ausgleichen. Denn durch den An- und Entspannungsreiz bzw. durch die sanfte Dehnung mit nachfolgender Entspannung der Gesichtshaut werden die Bindegewebszellen angeregt, mehr Kollagen und Elastin zu bilden. Sie sind ja für die Hautfestigkeit und -elastizität entscheidend. Außerdem lernen wir, durch ein bewußtes An- und Entspannen der Gesichtsmuskeln unsere *Mimik* besser zu kontrollieren und dadurch verstärkte Mimikfalten zu vermeiden. Das Gesicht wirkt ansprechender, ausdrucksvoller, strahlender.

Wir besitzen 21 mimische Muskeln. Viele von ihnen verkümmern oder erschlaffen, weil wir sie im täglichen Leben kaum benützen; ihre Ernährung ist nicht gewährleistet. Durch Kontraktionsübungen können sie gestärkt, elastisch und wohlgeformt erhalten werden. Umgekehrt entstehen häufig typische Falten, wenn wir aus schlechter Gewohnheit immer wieder einen bestimmten Gesichtsausdruck einnehmen, z.B. beim Essen oder Sprechen. Aber auch Gesichtsschmerzen können durch einen gewohnheitsmäßigen Gesichtsausdruck (desgleichen durch Bewegungen wie nächtliches Zähneknirschen) entstehen. Muskeln, die dauernd kontrahiert werden, verspannen und tun weh. Leider nimmt man dies bewußt überhaupt nicht mehr wahr, kann es aber wieder lernen, da die Übungen auch das Körpergefühl schulen und uns spüren lassen, wenn wir Muskeln unnötig anspannen. Durch die nachfolgenden Kontraktionsübungen, Atem- und Entspannungsübungen lernen wir, diese Muskeln besser zu kontrollieren und zu entspannen. Nicht nur unser Gesichtsausdruck wird freier, lockerer, gelöster, sondern auch unser ganzes Wesen, denn körperliche Spannungszustände lösen innere Anspannung aus und umgekehrt; körperliche Entspannung läßt uns auch seelisch zur Ruhe kommen.

Es geht keineswegs darum, jegliche Falte im Gesicht zu vermeiden, denn zum reifen, »lebenserfahrenen« Gesicht gehören Falten in gewissem Umfang einfach dazu. Die zunehmende Weisheit und Aussagekraft, die ein Mensch vom mittleren Alter an einem Jugendlichen voraus hat, darf sich in seinem Gesichtsausdruck ruhig zeigen und soll nicht vertuscht werden. Es kommt vielmehr darauf an, wie sich die Fältchen in das Gesicht einprägen. So können wir z.B. teilweise verhindern, daß tiefe Zornesfalten zwischen den Augenbrauen entstehen oder heruntergezogene Falten um die Mundwinkel uns eine dauernde Griesgrämigkeit bescheinigen. Je härter und starrer das Bindegewebe wird, um so tiefer können sich Falten ausbilden. Wir können aber dafür sorgen, daß dieser Prozeß nicht beschleunigt, sondern verzögert stattfindet, und wir können unser Gesicht so pflegen bzw. durch Gesichtsgymnastik so frisch, geschmeidig und fest erhalten, daß kleine Fältchen – nicht eingegrabene Furchen – unsere Vitalität, Lebenserfahrenheit und Individualität ansprechend unterstreichen.

Um das Ausmaß der Problematik zu begreifen, müssen wir uns erst einmal damit beschäftigen, wie die Haut aufgebaut ist, nach welchen Gesetzen sie funktioniert und folglich schön gehalten werden kann.

Dann werden wir auch verstehen, daß passives Salben immer nur dem Glatt- und Geschmeidighalten der Oberhaut dienen kann, denn die Aufnahmefähigkeit der Haut für Stoffe von außen ist gering. Cremes binden die Hautfeuchtigkeit und erhalten die Oberflächenschicht weich. Jedoch spätestens ab dem 30. Lebensjahr sollte die Hautpflege durch eine spezielle Gesichtsgymnastik unterstützt werden, damit die Gesichtskonturen straff und die Muskeln kräftig bleiben und die Zellen sich rasch regenerieren.

Die Basis: der Schädel mit seinen Muskeln

Beim Knochengerüst des Kopfes unterscheidet man

1. den Hirnschädel und
2. den Gesichtsschädel.

Der Schädel umschließt das Gehirn, die Sinnesorgane und den Ansatz der Atem- und Speisewege.

Die insgesamt 29 Schädelknochen sind durch knorpelige oder faserige Verbindungen zusammengefügt. Einzige Ausnahme ist die gelenkige Verbindung beidseits zwischen Unterkiefer und Schläfenbein (Kiefergelenke).

Die *Kopfmuskulatur* unterteilen wir systematisch in

- mimische Muskulatur und
- Kaumuskulatur ein.

Die *mimischen Muskeln* ordnen sich größtenteils ring- oder strahlenförmig um die größeren Öffnungen im Bereich der Gesichtshaut (Lidspalte, Mund, Nase und Ohr) und bilden die Grundlage der Wangen. Sie können die Öffnungen einengen, schließen oder erweitern und ermöglichen Ausdrucksbewegungen des Gesichts.

Zu diesen Muskeln zählen die

- des Schädeldaches,
- in der Umgebung des Auges und der Nase,
- des Mundes,
- des äußeren Ohres.

Aus der Bezeichnung *Kaumuskulatur* geht die Funktion dieser Muskelgruppe klar hervor.

Dazu gehören beidseits:

- der Schläfenmuskel,
- der Kaumuskel,
- der innere und äußere Flügelmuskel,
- der obere Zungenbeinmuskel.

Des weiteren rechnet man zu den Kopfmuskeln die oberen Zungenbeinmuskeln, den großen Halshautmuskel und den Kopfwender.

Die Haut unseres Gesichts besteht aus elastischem Bindegewebe, das die verschiedensten Verformungen, also Gesichtsausdrücke zuläßt. Gedehnte Haut zieht sich immer wieder zusammen, zusammengezogene Haut vermag sich wieder auszudehnen. Dieses zunächst elastische, nachgiebige Gewebe verfestigt und vernetzt sich mit den Jahren immer mehr und unterliegt Abbau- und Alterungsprozessen. Es wird außerdem dünner, weil die Hautzellen mehr und mehr ihre Fähigkeit verlieren, Wasser zu binden.

Im folgenden werden wir die einzelnen Schichten der Haut und ihre Funktionen kennenlernen.

Aufbau der Haut

Die menschliche Haut ist ein vielschichtiges Gebilde. Sie besteht aus Oberhaut und Lederhaut (Kutis) und Unterhaut (Subkutis) sowie den Hautanhangsgebilden, zu denen die Hautdrüsen, Haare und Nägel zählen (Abb. 2). An den Körperöffnungen geht sie in die Schleimhäute über.

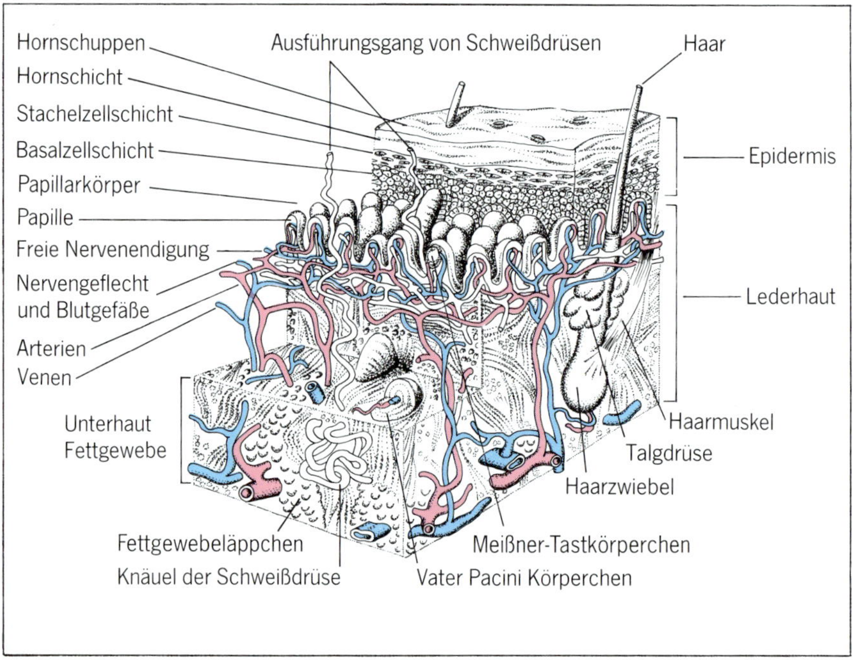

Abb. 2

Bei der Haut unterscheiden wir zwei verschiedene Gewebearten:

- Das Deckgewebe (Epithelgewebe) bildet die oberste Hautschicht und umgibt die Haarbälge sowie die Schweiß-, Duft- und Talgdrüsen. Es handelt sich um ein mehrschichtiges verhornendes Plattenepithel.

Charakteristisch für diese Gewebeart sind die eng beieinanderliegenden Zellen, zwischen denen nur wenig Zwischenzellsubstanz (Interzellularsubstanz) zu finden ist.

Das Epithelgewebe verträgt keine hohen Zugspannungen und ist allein nicht lebensfähig, da es keine Blutgefäße enthält. Die Oberhaut wird über das darunterliegende Bindegewebe der Lederhaut (Papillarkörper) ernährt.

Das Bindegewebe ist aus Zellen, Fasern und Grundsubstanz aufgebaut. Die Zellen bestehen aus Zellkern und Zelleib (Proto- oder Zytoplasma).

Der weiche, zähflüssige und quellfähige Zelleib wird im wesentlichen aus dem Grundplasma, der Zellmembran und den Zellorganellen gebildet. Das Grundplasma der Zelle besteht zu 75 bis 95 % aus Wasser, in dem wichtige Substanzen gelöst sind! Hier findet der Zellstoffwechsel statt. Das Grundplasma kann durch schädigende Einflüsse wie Alkohol, Nikotin, Quecksilber, verschiedene Strahlungsarten oder auch durch Ernährungsfehler zu flüssig oder aber zu zäh werden. Dies kann zum Absterben der Zelle führen.

Die Ausläufer der Zellen stehen miteinander in Verbindung und bilden ein grobmaschiges Netz, in dessen Zwischenräumen (Maschenräumen) sich Gewebs- und Körpersäfte befinden.

Das Binde- und Stützgewebe bildet die zwischen den Zellen liegende Zwischenzell- oder Interzellularsubstanz.

Bei der geformten (es gibt auch die ungeformte) Zwischenzellsubstanz unterscheidet man kollagene, elastische und netzförmige Fasern.

Während die elastischen Fasern die Eigenschaft eines Gummibandes besitzen, zeichnen sich die kollagenen Fasern durch Druck- und Zugfestigkeit aus. Sie werden auch als formgebende Fasern bezeichnet. Durch Aktivierung (z.B. Gymnastik) werden die kollagenen Fasern vermehrt, was die Festigkeit des Bindegewebes erhöht.

Das Bindegewebe enthält mehr Zwischenzellsubstanz als Zellen. Diese Füllsubstanz dringt in jeden Zwischenraum, sichert den Zusammenhalt des Körpers und gestattet die Verschiebung der Organe gegeneinander.

Schichtenaufbau der Haut

Die Haut, die beim Durchschnittserwachsenen mit 1,6 bis 2 m^2 das oberflächengrößte Organ darstellt, wird von außen nach innen in drei große Schichten eingeteilt:

- Oberhaut (Epidermis), aus mehrschichtigem verhornendem Plattenepithel;
- Lederhaut (Korium), eine Bindegewebsschicht, bestehend aus
  - dem Papillarkörper, der zapfenförmig mit der Oberhaut verzahnt ist, und
  - einer Geflechtschicht, die vor allem Reißfestigkeit bewirkt;
- Unterhaut (Subkutis), welche die Verbindung mit den tiefer gelegenen Strukturen (Faszien, Knochenhaut) herstellt; enthält Fettzellen und führt die größeren Gefäße und Nerven.

Die Oberhaut mit ihren Anhangsgebilden entwickelt sich – genau wie das Nervensystem, zu dem sie in enger Beziehung steht – aus dem embryonalen äußeren Keimblatt; dagegen entstehen die Lederhaut und das Unterhautgewebe aus dem mittleren Keimblatt.

Die Haut weist nervöse Empfangsorgane für Kälte- und Wärmereize auf, Fühlzellen an den Enden der Nervenfasern, Druckpunkte für die Wahrnehmung von Berührungsreizen, 1 m lange Aderschlingen und bis zu 4 m lange Nervenfäserchen sowie Haar-, Talg- und Schweißdrüsen.

Oberhaut

Sie bildet die Grenzschicht und Barriere des Körpers gegen die Umgebung. Die durchschnittlich nur 1,3 mm dicke Oberhaut besteht aus mehreren Lagen, deren Zellen auf ihrem Weg nach oben langsam verhornen und schließlich als Hornschuppen abgestoßen werden.

Die Haut von außen nach innen

Hornschicht		Oberhaut (Epidermis)	Haut (Kutis)
Glanzschicht			
Körnerzellschicht			
Stachelzellschicht	Keimschicht		
Basalzellschicht			
Papillarkörper		Lederhaut (Korium)	
Retikularschicht			
Bindegewebe mit Fettzellen, Nerven und Gefäßen			Unterhaut (Subkutis)

Die Hornschicht ist an stark beanspruchten Stellen dicker und besitzt mächtige Leisten (z.B. Fußsohlen), zwischen denen sich Korium-Papillen tief in die Epidermis eingraben. An Wangen, Rumpf und den Innenseiten der Arme und der Oberschenkel hingegen ist die Hornschicht dünner.

Nur in der *Keimschicht* werden durch zahlreiche Zellteilungen fortlaufend neue Epithelzellen zur Regeneration der Haut gebildet, so daß der Zellnachschub für die Oberhaut gewährleistet ist.

Durch die Regenerationsfähigkeit der Haut werden nicht nur ständig die abgestorbenen, sondern auch beschädigte, erkrankte und verbrauchte Zellen ersetzt.

Der Vorgang der stetigen Zellteilung ist jedoch außerordentlich strahlenempfindlich. Müssen sich Zellen über Jahre hinweg ständig neu regenerieren, z.B. infolge von Strahlenschäden, kann die Steuerung der Zellteilung entgleisen und hemmungsloses Wachstum dazu führen, daß eine Geschwulst entsteht.

In die Keimschicht der Oberhaut sind die Melanozyten eingelagert. Sie produzieren ein gelbes bis schwarzbraunes Pigment, das Melanin. Melanin schützt die Keimschicht-Zellen vor den schädlichen UV-Strahlen. Bekanntlich können UV-Strahlen das genetische Material der Hautzellen massiv schädigen und Hautkrebs auslösen. Setzen wir uns starker Sonneneinstrahlung aus, wird vermehrt Melanin gebildet, und die Haut wird braun, aber bald durch die Verdickung der Hornschicht (Lichtschwiele) auch ledern. Die Bräunung ist nur Ausdruck einer Abwehr- und Schutzreaktion der Haut gegen die Sonnenstrahlen. Das Melanin ist außerdem für die Farbe unserer Augen und Haare verantwortlich.

Neugebildete Zellen brauchen ca. 27 bis 30 Tage, um von der Basalschicht an die Oberfläche zu wandern. Dabei verändern sie ihre Form und Funktion; sie platten immer mehr ab und werden zu Hornzellen.

Während ihrer Wanderung unterliegen die Zellen einem natürlichen Reifungs- und Alterungsprozeß, in dessen Verlauf sich die Zellmembran immer mehr verdickt und verfestigt. Die Verhornung spielt sich in der *Körnerschicht* ab, deren Zellen Keratohyalin enthalten. Wenn die Zellen absterben, hinterlassen sie nur noch ihr Syntheseprodukt, das Keratin. Dieses erscheint an der Oberfläche als das uns bekannte Bild der kompakten *Deck-* oder *Hornschicht,* die noch einen Feuchtigkeitsanteil von etwa fünf Prozent aufweist und zu einer festen *Barriere* geworden ist, die einen mechanischen Schutz bietet. Die abgeflachten, dicht miteinander verzahnten Hornzellen werden schließlich als Hornschuppen durch Bewegung, Reibung oder Reinigung der Haut abgestoßen bzw. abgeschilfert, so daß der Körper täglich mehrere Gramm Hornschicht verliert. Durch ständig von unten nachrückende Zellen wird die Hornschicht laufend ersetzt. Dank dieser Regenerationsfähigkeit bleibt die Haut zart, weich und geschmeidig. Jedoch läßt die Fähigkeit der Zellen, sich zu teilen und zu erneuern, in späteren Jahren nach.

Zwischen den miteinander verzahnten Hornzellen befinden sich enge Spalträume, in denen dünne, mit bloßem Auge nicht sichtbare fettartige Lamellen liegen. Diese Beschaffenheit der Hornschicht verhindert, daß der Körper austrocknet. Eine dichte, feste Oberhautabdeckung gibt der Epidermis den bestmöglichen Schutz gegen jegliche Einwirkung von außen und macht sie widerstandsfähig gegen das Eindringen von Fremdkörpern. Risse, spröde Haut oder Verletzungen können diesen Schutz beeinträchtigen.

Der von den *Talgdrüsen* produzierte Talg sorgt wie eine Salbe dafür, daß die Geschmeidigkeit und Undurchlässigkeit der Hornschicht erhöht wird. Zusammen mit dem Schweiß und den Hornschuppen der Oberhaut bildet der Talg einen dünnen *Fett-Säure-Mantel,* der die gesamte Haut bedeckt und sie gegen Bakterien schützt, indem er sie zersetzt und daran hindert, in tiefere Hautschichten einzudringen. Diese natürliche Desinfektionsschicht und die natürliche Bakterienflora der Haut ergänzen die massive Abwehr der festgefügten Hornzellen gegen schädliche Keime und andere Fremdstoffe. Der Wasser-Lipid-Mantel kann, je nach Hautbeschaffenheit, kurzfristig oder anhaltend durch alkalische Seifen aufgelöst und in seiner Schutzfunktion beeinträchtigt werden.

Die Oberhaut auf einen Blick

- Grenzschicht und Barriere zur Außenwelt, in intaktem Zustand undurchlässig.
- Bietet mechanischen Schutz, Schutz vor Wasser, Eindringen von Krankheitserregern.
- Besteht aus mehrschichtigem Plattenepithel, in das spezialisierte Zellen eingelagert sind (z.B. Langerhans-Zellen, Tastzellen, Melanozyten).
- Regenerationsfähig dank aktiver Zellteilung, so daß Wunden und Verletzungen heilen.
- Die verhornten Zellen bilden mit Talg und Schweiß den Säureschutzmantel.

Lederhaut (Korium)

Die Lederhaut ist viel dicker als die Oberhaut. Bei den Tieren wird durch das Gerben der Lederhaut die Haut zu Leder, daher der Name. Bedingt durch feste, innig miteinander verfilzte Bindegewebsfasern, zeichnet sie sich durch eine besondere Zugfestigkeit und Elastizität aus. Die Bindegewebsfasern sind für die Glätte und Festigkeit der Haut verantwortlich. Die Lederhaut enthält zahlreiche Sinnesorgane. Sie ist eine reich mit Blutgefäßen ausgestattete »lebende« Hautschicht. Durch ihr ausgedehntes Gefäßnetz ernährt sie die Oberhaut, so daß die Zellen der Basalschicht ständig neue Zellen bilden können. Je mehr Aufbaustoffe die Lederhaut erhält, um so besser wird die Epidermis mit neuen Zellen versorgt. Im Alter nimmt die Zellerneuerung allmählich ab.

Man unterscheidet bei der Lederhaut eine äußere, unebene (Stratum papillare oder Papillarkörper) und eine innere, netzförmige Schicht (Stratum reticulare oder Geflechtschicht). Die Oberhaut wird durch die Papillarschicht ernährt. Das feine, netzartige Geflecht kollagener Eiweißfasern, das wie ein Scherengitter strukturiert und mit elastischen Proteinfasern durchzogen ist, verleiht der Haut Spannkraft, Festigkeit gegen Druck, Stoß und Reißen sowie reversible Verformbarkeit. Gedehnte, deformierte, verzogene Haut kann daher leicht in den Ausgangszustand zurückkehren und die normale Form annehmen. Erst der Elastizitätsverlust im Alter schränkt diese Fähigkeit ein und läßt die Haut faltig werden. Bei zu großer Beanspruchung können die Fasern aber auch reißen. So können z.B. Schwangerschaftsstreifen entstehen.

Oberhaut und Lederhaut sind in einer Grenzschicht durch zapfenartige Kollagenfaserschleifen, die sogenannten Bindegewebspapillen, wie ein Reißverschluß fest miteinander verzahnt. Beide Schichten sind deshalb mechanisch besonders gut verbunden. Die Anordnung dieser Zapfen und Leisten ist an den Fingerkuppen auf der Hornschicht leicht zu erkennen. Die Struktur der Papillarlinien ist aber nicht nur an den Händen und Fingern, sondern auch an Füßen und Zehen sichtbar. Das unveränderliche Muster der Papillarlinien ist genetisch determiniert und bei jedem Menschen individuell verschieden. Deshalb werden bei kriminaltechnischen Untersuchungen die Fingerabdrücke zur Identifizierung von Personen herangezogen.

Die *Papillen* sind besonders stark durchblutet. Sie enthalten Blutgefäßknäuel; aber auch Meissner-Tastkörperchen sind in sie eingelagert, die Reize aufnehmen und sie über Nervenbahnen weiterleiten. Die Bindegewebszapfen verkümmern im Alter immer mehr, wodurch die Versorgung der Haut schlechter wird und leichter Blasen entstehen können. Spezielle Atemgymnastik, Gesichtsgymnastik und alles, was die Durchblutung anregt, wirken auch bei den Papillen aufbauend und regenerierend.

In der Nähe von Tastkörperchen liegen Kälterezeptoren (Krause-Endkolben) und noch etwas tiefer Ruffinische Körperchen als Wärmerezeptoren; sie sind an der Wärmeregulation beteiligt.

Das Bindegewebe der Lederhaut sorgt nicht nur für den Zusammenhalt der Zellen und übt eine Stützfunktion aus, sondern es wirkt auch als »Versorgungskammer« der Haut für alles, was sie zu Reparaturen und Heilungsprozessen benötigt. So besteht die Lederhaut aus kollagenen und elastischen Fasern, die durchsetzt sind von einem dichten Geflecht feinster Blut- und Lymphgefäße, Nerven, Haarwurzeln, Muskel- und Drüsenzellen, Bindegewebszellen und freien Zellen des Immunsystems.

Die Blutgefäße führen der Haut energiereiche Verbindungen, Baustoffe und Sauerstoff zu. Von hier aus erfolgt der Weitertransport zur Oberhaut, und umgekehrt werden die Abfallprodukte durch das Netz der Venen abtransportiert. Die winzigen Arterien, Venen und Kapillargefäße sind Verästelungen von größeren, die sich tiefer im Körperinneren befinden. Es grenzt an ein Wunder, daß sich in jedem Quadratzentimeter der Lederhaut etwa 30 kleine Blutgefäße befinden, die die Haut versorgen, sie gesund und lebensfähig halten, für den Abtransport von Stoffwechselabfällen sorgen und mithelfen, die Körpertemperatur konstant zu halten.

Die Lederhaut verfügt über zahlreiche Nervenenden, die größtenteils bis in die Oberhaut hineinreichen und die Haut zu einem hochempfindlichen Sinnesorgan machen. So registrieren und melden Millionen Nervenenden und Tastkörperchen Berührung, Druck, Schmerz, Kälte, Wärme und sogar Juckreiz sowie das Kitzelgefühl. Eine besonders große Anzahl von Nervenenden befindet sich in der Lippenhaut und den Fingerspitzen.

Auch Muskelfasern befinden sich in der Lederhaut. Die quergestreiften Hautmuskeln kommen nur im Gesichts- und Halsbereich vor (dies machen wir uns bei der Gesichtsgymnastik zunutze). Durch diese Muskulatur wird unser Mienenspiel möglich, sie wird deshalb auch mimische Muskulatur genannt. Glatte Muskelfasern finden sich im Talgdrüsen-Apparat und bewirken unter bestimmten Umständen eine »Gänsehaut«.

Außerdem sitzen Schweiß- und Talgdrüsen in der Lederhaut. Die Talgdrüsen produzieren ein öliges Sekret, das am Haarschaft entlang durch eine Pore zur Hautoberfläche fließt und dort austritt. Das Sekret wird mechanisch durch Verwischen verteilt. Das Fett bzw. der Talg hält die Haut geschmeidig und sorgt dafür, daß Wasser an ihr abperlt. Sind die Poren der trichterförmigen Ausführungsgänge verstopft, entstehen unschöne Pickel, Mitesser und Entzündungen.

Die etwa 2 Millionen kleinen *Schweißdrüsen* entspringen der unteren Lederhaut oder schon der oberen Unterhaut-Schicht. Das eigentliche Drüsenende besteht aus einer Art Knäuel, aus dem sich der Ausführungsgang korkenzieherartig hinaufschlingt und frei an der Hautoberfläche in einer eigenen Schweiß- oder Hautpore endet. Besonders reichlich sind Schweißdrüsen an Handteller und Fußsohlen vorhanden. Die Schweißdrüsen entlasten durch ihre Ausscheidungsfunktion zum einen die Nieren, zum anderen reguliert die Verdunstung des Schweißes die Körperwärme.

Die *Duftdrüsen* treten nur an bestimmten Hautbezirken auf: Achselhöhle, Dammgegend, Leistenbeuge, Geschlechtsorgane, weibliche Brüste. Die Sekretion dieser Drüsen setzt erst mit der Pubertät ein. Die Absonderungen der Duftdrüsen prägen den Körpergeruch des Individuums. In der Tierwelt haben die Duftstoffe eine große Bedeutung bei der Paarung.

Die Lederhaut auf einen Blick

- Lebende Hautschicht mit Blut- und Lymphgefäßen, Nerven, Muskelfasern, kollagenen und elastischen Fasern, Haarwurzeln, Talgdrüsen, Schweißdrüsen, Abwehrzellen.
- Ernährungszustand der Lederhaut bestimmt das Hautbild.
- Die Lederhaut ernährt die Oberhaut.

Unterhaut (Subkutis)

Die Unterhaut schließt übergangslos an die Lederhaut an. Sie besteht aus einem lockeren, maschenartigen Bindegewebe, das mit Gewebsflüssigkeit durchtränkt ist und in das mehr oder weniger zahlreich traubenartige Fettzellen eingelagert sind. Deshalb wird es auch als Unterhautfettgewebe bezeichnet. Es rundet den Körper ab, schützt ihn vor Druck und Stoß und polstert die Haut auf. Zugleich funktioniert es aber auch als Kälteschutz (verhindert als schlechter Wärmeleiter die Abgabe von Wärme) sowie als Vorratsspeicher. Außerdem ist das Fettgewebe ein Flüssigkeitsspeicher, wobei sein Wassergehalt zwischen 5 und 70% schwanken kann. Die Eigenschaft der Fettzellen, eine relativ große Menge an Flüssigkeit aufnehmen zu können, macht man sich zunutze, um gelöste Arzneimittel unter die Haut einzuspritzen. Hingegen sind die Bindegewebsfasern hier weniger dicht verflochten, so daß die Haut gegenüber der Unterlage verschoben werden kann. Die Subkutis liegt Muskeln, Organen, Knochen und Knorpeln direkt auf. Haarwurzeln und Schweißdrüsen reichen bis in diese Hautschicht, viele Nerven endigen hier. Außerdem befinden sich in ihrem unteren Abschnitt die Vater-Pacini-Körperchen, die für die Tiefensensibilität verantwortlich sind.

Das Fettgewebe kann außer Flüssigkeit auch Fett in den Zellen speichern. Sie schwellen dann zu großen Kugeln an und bilden zusammen größere Fettzellen-Gruppen, die durch kollagene und elastische Fasern zu Fettläppchen zusammengefaßt werden. Dazwischen befinden sich flüssigkeitsgefüllte Hohlräume (Gewebeflüssigkeit). Im intakten Zustand bilden sie für die Haut ein prall elastisches Polster. Wenn diese Gewebsflüssigkeit altersbedingt und/oder auf Grund mangelnder Pflege abnimmt, verliert die Haut ihre Spannkraft und Frische. Sie wird schlaff, faltig, vielleicht spröde, rauh und welk.

Die Haut, deren Dicke etwa bis zum 30. Lebensjahr zunimmt, wird danach allmählich dünner, weil die Zellen nicht mehr so viel Feuchtigkeit speichern können. Der Gehalt an Kollagen, das Salze speichern und somit Wasser binden kann, nimmt ab. Ein Kollagenverlust kann aber auch durch übermäßige Sonnenbestrahlung und Östrogenmangel vorzeitig eintreten. Kollagenhaltige Kosmetika vermögen zwar kaum die Hautschichten zu durchdringen; dennoch können sie die Feuchtigkeit binden, was sich kosmetisch immer vorteilhaft auswirkt.

Man geht davon aus, daß die Zahl der Fettzellen von Geburt an festgelegt ist. Zur Fettleibigkeit kommt es dann, wenn die Fettzellen sich vergrößern oder aufblähen, in erster Linie infolge Überernährung. Jedoch spielen auch andere Faktoren eine Rolle, z.B. Geschlecht, Alter, Hormone oder Konstitutionstyp. Es wird angenommen, daß Fettverteilungsvermögen und Körpertyp vererbt sind.

Sowohl Lederhaut als auch Epidermis werden von dem tieferliegenden Fettgewebe und seinen kollagenen und elastischen Fasern gestützt. Von der Lederhaut führen straffe Bindegewebszüge durch die Unterhaut bis zu den darunterliegenden Körperteilen. Diese Bindegewebszüge befestigen die Subkutis – die die Verbindung zwischen Haut und Untergrund herstellt – an den unter der Haut gelegenen Strukturen. Zwischen den Bändern befinden sich Fettpolster.

Das Fettgewebe ist eine Sonderform des retikulären Bindegewebes und besteht aus großen, runden, durch Einlagerung von Fetttröpfchen in Retikulumzellen entstandenen Fettzellen mit dazwischenliegenden Fasern, die an der Zelloberfläche ein feines Netzwerk formen. Fettgewebe und das verhältnismäßig faserarme lockere Bindegewebe, das als Füll- und Verpackungssubstanz in jeden Zwischenraum eindringt, ergänzen einander. Die feinen, echte Netze bildenden Gitter- oder Retikulumfasern umspinnen die einzelnen, kugeligen Fettzellen und fassen sie zu größeren Fettzellengruppen, Fetttraübchen und -läppchen zusammen. Die Läppchen sind übereinander geschichtet. Dazwischen liegen kräftigere kollagene und elastische Faserzüge, die die Festigkeit des Bindegewebes erhöhen. Das lockere Bindegewebe, das die meisten inneren Organe umschließt und verbindet, läßt Formveränderungen und Verschiebungen der Organe bzw. Muskeln gegeneinander zu. Dank der straffen Bindegewebszüge vermag die Haut sich Druck- und Zugkräften anzupassen. Je nach Beanspruchung vermehren sich die kollagenen Fasern, die ja immer wieder neu gebildet werden. Das lockere Bindegewebe sorgt somit nicht nur für die mechanische Verschiebbarkeit der inneren Organe und der Unterhaut, sondern ist auch für die Neubildung und das Wachstum der kollagenen Fibrillen sowie für Abwehrvorgänge zuständig.

Das Fettgewebe vermag aufgrund seines hohen Wassergehaltes (Fett: Wasser = 1 : 7) wie ein Wasserkissen Druck und Stoß von außen abzufangen und die inneren Organe, Muskeln, Blutgefäße und Nerven vor mechanischen sowie thermischen Einwirkungen zu schützen. Die Fettpolster verhindern zudem Wärmeverluste. Sie sind als wärmende Hülle bedeutsam, denn Fett ist ein schlechter Wärmeleiter. Jedoch dienen die Fettdepots nicht nur als Isolierung und Vorrat, sondern sie modellieren auch die Körpergestalt. So geben die Fettzellen des Unterhautzellgewebes unserem Körper die typische männliche oder weibliche Form. Sie runden die Konturen ab und polstern Unebenheiten aus. Die Fettzellen schrumpfen zusammen, wenn das Depotfett aufgebraucht wird. Nehmen wir erneut kalorienreiche Nahrung auf, füllen sie sich rasch wieder.

Die Unterhaut auf einen Blick

- Besteht aus lockerem Bindegewebe, Gewebsflüssigkeit, Fettzellen, kollagenen und elastischen Fasern.
- Modelliert die männliche/weibliche Gestalt (Fettpolster).
- Schutz gegen Druck, Stoß und Kälte.
- Flüssigkeitsspeicher, Fettspeicher (Energiereservoir).

Funktionen der Haut

Die Sinnesfunktionen der Haut

Als 5. Sinnesorgan (neben dem Gesichts-, Gehör-, Geruchs- und Geschmackssinn) birgt die Haut den Tastsinn, der den Kontakt zwischen Innen- und Außenwelt herstellt und uns in Beziehung zur Umwelt treten läßt.

Eine der wunderbarsten Aufgaben der Haut besteht in der **Sinneswahrnehmung,** denn ihre Sinneszellen nehmen Reize auf und leiten sie an das zentrale Nervensystem weiter, wo sie verarbeitet werden und Empfindungen sowie Bewegungen auslösen. Berührt man z.B. einen warmen Gegenstand, oder scheint die Sonne auf den Körper, nehmen spezielle Thermorezeptoren auf der Hautoberfläche diese Temperaturempfindung wahr. Die Information wird über Nervenfasern zu sensiblen Zentren in der Hirnrinde geleitet und dort verarbeitet. Wir fühlen dann: »Es ist warm« oder im umgekehrten Fall: »Es ist kalt«. Je nach Intensität wird der Reiz als angenehm oder weniger angenehm empfunden. – Jeder Reiz kann eine Schmerzempfindung auslösen, wenn er eine bestimmte Intensität übersteigt. Die Schmerzrezeptoren reagieren auf mechanische (z.B. Nadelstich), thermische oder chemische Reize und schützen uns vor schädigenden Einflüssen. Berühren wir z.B. einen heißen Ofen, löst dieser Schmerzreiz einen »Fluchtreflex«, also das rasche Zurückziehen des Körperteils aus.

Die Temperatur- und Schmerzempfindungen gehören als Wächter unserer Gesundheit zu den wichtigsten Schutzmechanismen unseres Körpers.

Die Oberflächensensibilität oder Berührungsempfindung wird durch die Meissner-Tastkörperchen (bei nicht behaarter Haut) oder die Nervennetze um die Haarscheiden, welche die Haarwurzeln umgeben, bestimmt. Wird die Haut stärker gereizt, lösen Druckrezeptoren (Merkel-Tastscheiben oder Vater-Pacini-Körperchen) Druckempfindungen aus.

Besonders die Eigenschaft der Haut, als Sinnesorgan Gefühlserlebnisse vermitteln zu können, geriet in unserer »kopflastigen«, verstandesbetonten, leistungsorientierten Gesellschaft in Vergessenheit. Durch unsere Haut, diese hochempfindsame Hülle, vermögen wir Zärtlichkeiten, Streicheln sowie menschliche Nähe zu genießen. Zärtliche Berührungen können unseren Körper durchfluten. Umgekehrt sind wir fähig, solche Gefühlserlebnisse zu vermitteln. Was wäre eine Liebesbeziehung ohne sanfte Hautberührungen?

Die Haut als Sinnesorgan vermittelt uns aber auch vertiefte Erfahrungen mit der Umwelt, mit Pflanzen, Tieren, Gegenständen wie z.B. Arbeitsgeräten und dgl. Wenn wir unsere Hautempfindsamkeit nicht verkümmern ließen, sondern lebendig und sensibel gehalten haben, werden wir viele wunderbare Erfahrungen auskosten können, wie z.B. das Streicheln des Windes über unseren Körper, die samtigen Haare einer Katze, die Stacheln oder Blütenblätter einer Rose, das uns umhüllende Wasser oder die Beschaffenheit der Flöte, auf der wir so gerne spielen, oder des Balles etc.

Von Geburt an ist der Hautkontakt ein elementares Bedürfnis des Menschen und aller Lebewesen. Man weiß z.B., daß ein Säugling, der ohne Liebe aufwächst und nie gestreichelt wird, keine lange Lebenserwartung hat. – Das Urvertrauen, das in den ersten Jahren der Kindheit entsteht, wird grundlegend dadurch unterstützt, daß das Kind immer wieder gestreichelt und liebkost wird. Wurde dem Baby dieses erste frohe Erlebnis vorenthalten, wird es später große Schwierigkeiten mit Gefühlserlebnissen haben. Psychologen erforschten, daß die Grundlagen für die spätere Liebesfähigkeit bereits im Kindesalter entstehen, und zwar auch durch den Hautkontakt.

Angenehme Hauterlebnisse lösen Wohlbefinden und Zufriedenheit aus. Sie sind Balsam für unsere Seele und unser inneres Gleichgewicht. Auch unsere Abwehrkräfte werden durch solche Hautsinneserlebnisse gestärkt.

Es lohnt sich also wirklich, die Haut als empfindsames Sinnesorgan wieder mehr zu beachten. Weil der heutige Mensch damit jedoch besonders viele Schwierigkeiten hat, entwickelte Gerda Alexander in jahrelanger

Arbeit mit gesunden, kranken und behinderten Menschen eine neue Therapieform, die das Ziel verfolgt, Körper, Geist und Seele wieder zu einer Einheit zu führen und eine ausgewogene Körperspannung aufzubauen. Durch Schulung der Selbstwahrnehmung über die Oberflächen- und Tiefensensibilität entwickeln die Übenden ein neues Körperbewußtsein für die eigenen Muskeln, Knochen und Organe. Dadurch lassen sich Blockaden und Verspannungen vermeiden, und die Fühlfähigkeit verbessert sich deutlich. 1957 gab Gerda Alexander ihrer Therapieform den Namen *Eutonie* (eu = wohl, recht, harmonisch; tonus = Spannung).

- Mit Sicherheit wird es ein neues wunderbares Erlebnis werden, wenn wir die Haut ganz bewußt wieder als Sinnesorgan zulassen und aktiv sensibilisieren, nämlich durch innere und äußere Pflege sowie durch Bewegung und Konzentrations- oder Tastübungen. Einen unsensiblen, dickfelligen Menschen kann eine liebevolle Berührung »kalt« lassen, eine (haut-)sensible Person kann sie als etwas Wertvolles, Wunderbares, Besonderes erleben. Sensibilisieren wir wieder unser wertvolles Sinnesorgan, und bewahren wir es davor, durch Alter, Streß und Gewohnheit oder Nicht-Beachtung abzustumpfen! Legen wir den Panzer, den wir um uns geschaffen haben, ab, und lassen wir zu, daß wir das sanfte Streicheln einer zärtlichen Hand auf unserer Haut empfindsam spüren und genießen. Und geben wir uns auch die Zeit, dieses Gefühlserlebnis nachzuempfinden und die Reaktion der Haut abzuwarten.

Die Haut als Ausdrucksorgan

Die Haut – insbesondere die Gesichtshaut – ist ein sichtbares Organ, und als solches kommt ihr eine einmalige Bedeutung zu. Ihr Aussehen wird u.a. von der Durchblutung, Färbung, Spannung und Elastizität bestimmt.

Normalerweise ist es einem Menschen nicht gleichgültig, wie die Haut über den darunterliegenden Weichteilen und dem Skelett geformt und beschaffen ist. So verschönt eine ästhetisch wirkende Haut unser Aussehen beträchtlich und hebt das Selbstwertgefühl. Zarte, gesunde Haut wirkt anziehend und erweckt Sympathien sowie den Wunsch nach Nähe und Berührung, während Hautunreinheiten und -ausschläge eher Abstand bewirken.

Eine gute, harmonisch wirkende Körpererscheinung hängt stark ab von der Qualität der Haut und des darunterliegenden Fettgewebes.

Eine ansprechende, schöne Oberhaut wird von der Decke, Porendichte und -größe, der Pigmentierung und Reinheit bestimmt. Aber auch die Behaarung und Hautabsonderungen (Talg und Schweiß) beeinflussen das Erscheinungsbild. Beim darunterliegenden Bindegewebe kommt es wesentlich auf die Dicke, den Wassergehalt, den Anteil an elastischen Fasern und eine gute Durchblutung an. Ebenso ist der Zustand der Gefäße für ein schönes Gesicht und eine ansprechend wirkende Körperhülle besonders ausschlaggebend. Hier kann auf die Bedeutung einer gezielten Gefäßgymnastik – z.B. Stoffwechsel- oder spezielle Gesichtsgymnastik wie auch auf Saunabenützung – hingewiesen werden. Denn Gefäße können erlahmen, altern, träge werden, sie können aber auch »fit« und elastisch gehalten werden, so daß sie sich auch in späteren Jahren noch leicht und schnell weiten und zusammenziehen können. Die Haut neigt dadurch auch weniger zur Faltenbildung.

Die Haut als Ausdrucksorgan vermittelt uns ein aufschlußreiches *Spiegelbild* der seelischen und körperlichen Verfassung eines Menschen. Von unserem Willen unbeeinflußt, können wir plötzlich vor Scham bis in die Haarwurzeln erröten oder vor Wut und Ärger knallrot anlaufen; vor Schreck werden wir innerhalb weniger Sekunden aschfahl, blutleer, blaß.

Häufig stellt die Haut auch ein Ventil dar für weit zurückliegende, ungelöste Konflikte oder unterdrückte Aggressionen. So weiß man heute, daß viele Hautkrankheiten seelische Ursachen haben und z.B. Ekzeme, Schuppenflechte wenn nicht hervorrufen, so doch zumindest verschlimmern können.

- Die Hautbeschaffenheit läßt immer Rückschlüsse auf die individuelle Lebensweise zu. Die Haut verrät, ob sich ein Mensch falsch ernährt, zu wenig bewegt, an Schlaf- und Sauerstoffmangel leidet, zuviel raucht oder Alkohol trinkt, sich zu stark der Sonne aussetzt, sie zeigt wie seine Stimmung und Gemütslage ist, weist aber auch auf Reinigungs- und Pflegegewohnheiten und natürlich auf das biologische Alter hin. Jedoch lassen sich an der Haut nicht nur »Sünden«, Krankheiten und Mißstimmungen erkennen, sondern umgekehrt auch ein harmonischer Seelenzustand, eine ausgewogene, natürliche Lebensweise, die eine feine, reine, vitale, frische und gesunde Haut verleihen.

- An der Haut ist abzulesen, ob wir krank oder gekränkt sind, gestreßt oder ausgeglichen, aufgeregt oder ruhig. Unter Streß, Anspannung oder Erschöpfung leidet unsere empfindsame Hülle. Die Hautdurchblutung und -atmung verschlechtert sich. Starke psychische Belastung kann der Haut schaden, läßt sie schneller altern und früh tiefe Furchen bilden. Die Haare ergrauen schneller. Natürlich gilt das nicht für kurzzeitige Mißstimmungen. Wichtig sind immer wieder Erholungs- und Regenerationsphasen. Lachen, Freude, Fröhlichsein tragen dazu bei, daß wir länger jung bleiben. Glückliche Frauen weisen häufiger eine frische, straffe, gut durchblutete Haut auf.

- Natürlich kann niemand »in eine neue Haut schlüpfen«, »noch seine Haut abstreifen«. Die genetische Mitgift spielt eine große Rolle bei der Hautbeschaffenheit. So verfügt der eine eher über eine trockene, der andere über eine fettige oder Mischhaut. Andere werden mit der Tendenz zu Hautausschlägen geboren. Doch wir sollten lernen, unsere Haut zu erkennen und ihre Bedürfnisse zu beachten. Schon bei Kindern ist es ratsam, auf Anzeichen zu achten, die auf eine Anfälligkeit für bestimmte Hautkrankheiten oder -ausschläge hinweisen. Hier kann man schon früh eine eventuelle Ursache dafür erkennen und Abhilfe schaffen bzw. seine Lebensweise daraufhin abstimmen.

Die Haut als Schutz- und Abwehrorgan

Die äußere **Hornschicht** der Haut, die auch als Schutzhülle bezeichnet werden kann, ist durch die Absonderung der **Talgdrüsen** wasserdicht, in gesundem Zustand für Krankheitserreger undurchlässig, und sie bewahrt die Haut und das Unterhautgewebe vor *mechanischen, chemischen* und *thermischen* Schäden.

Um ihrer Schutzaufgabe völlig gerecht zu werden, muß die Hornschicht, die aus lamellenartig übereinandergeschichteten Hautschüppchen – den sogenannten Keratinplättchen – besteht, dicht geschlossen und geschmeidig sein. Wenn sie austrocknet, entstehen Risse und Löcher, was sie uns durch Jucken, Spannen oder Schuppen anzeigt. Cremen oder Ölen glättet die ausgeblätterte Hornschicht wieder. Wird die Haut an einer Stelle zerstört, etwa durch einen Riß, eine Wunde oder eine Hautkrankheit, wird sie vorübergehend durchlässig, so daß Krankheitserreger oder Gifte leichter in das Körperinnere gelangen können.

- *Mechanische Einwirkungen,* die die Haut aushalten muß, sind Druck, Zug, Stoß, Stich, Reibung, Zerrung oder Schlag. Durch die Elastizität und Festigkeit des Gewebes sowie durch die Fähigkeit, Flüssigkeit und Fett speichern zu können, vermag sie solche Einwirkungen bis zu einem gewissen Grade abzufangen und abzufedern, ohne daß sie selbst oder das Gewebe unter ihr Schaden nimmt. Auf ständige Beanspruchung (z.B. wiederholte Reibungen) reagiert sie mit einer Verdickung der Hornschicht (Schwielen); das gilt z.B. für die Hornhaut an den Fußsohlen.

- Außerdem bietet die Haut bis zu einem gewissen Grad Schutz vor gasförmigen oder gelösten *chemischen Substanzen,* vor hautschädigenden Säuren und Laugen. Durch ihre ständige Abschuppung und Nachfettung reduziert die Haut mögliche Einwirkungen. Verletzungen, Verbrennungen oder andere Hautschädigungen bilden nicht nur Eintrittspforten für Schadstoffe oder giftige Substanzen, sondern reißen diese förmlich an sich. Wenn man dies weiß, wird einem klar, weshalb man Wunden und geschädigte Haut unbedingt steril abdecken und sachkundig pflegen sollte, denn dadurch können tiefgreifende Folgeschäden vermieden werden.

- Zu den *thermischen Einflüssen* gehören Hitze, Kälte und Strahlen. Gegen die wehrt sich die Haut durch Gefäßerweiterung, Schweißbildung oder Gefäßverengung. Kommt sie mit heißen Gegenständen, Flüssigkeiten, Gasen, Dämpfen oder Wärmestrahlung in Berührung, wodurch Verbrennungen oder Verbrühungen entstehen können, reagiert sie mit Erweiterung der Blutgefäße, um die Hitze nach außen abzuleiten. Reicht diese Abwehrmaßnahme nicht aus, werden die tieferen Hautschichten geschädigt. Man denke nur an die UV-Strahlen der Sonne. Warme Sonnenstrahlen, in Maßen und mit Vernunft genossen, sind etwas Wohltuendes, beleben uns, wirken antidepressiv, sorgen für das knochenaufbauende Vitamin D und mobilisieren die Durchblutung, die Abwehrtätigkeit und den Stoffwechsel der Haut. Diese Strahlen bedeuten für uns ein kostbares Gut – bis zu einem gewissen Maß. Setzen wir uns ihnen leichtsinnig und zu lange aus, wird die strahlenaufnehmende Hornschicht überbeansprucht. Wir verhalten uns unserer Haut gegenüber unvernünftig und frevelhaft, wenn wir stundenlang in der Sonne schmoren, um rundherum »schön« braun zu werden.

Der Wert der Haut als *Abwehrorgan* ist viel zu wenig bekannt. Mit ihrem *Säureschutzmantel* stellt sie die vorderste Front unseres körpereigenen Abwehrsystems dar.

Wir können uns nicht vorstellen, wieviel ungefährliche und krankmachende Bakterien und Viren zu jeder Zeit um uns herumschwirren. Es wimmelt nur so von ihnen. Wir atmen sie ein, wir nehmen sie mit der Nahrung auf. Sie vermehren sich rasant. In einer Stunde können aus einer einzigen Bakterie über 100 000 neue entstehen. Unser Organismus muß also rund um die Uhr dafür sorgen, daß jeder Angriff durch die eigenen **Abwehr- und Selbstheilungskräfte** abgeblockt wird. Je besser das Immunsystem funktioniert, um so leichter fällt es dem Körper, aus eigener Kraft über die Feinde und Zerstörer Herr zu werden.

- Das erste Bollwerk gegen Eindringlinge, Krankheitserreger und chemische Stoffe ist eine intakte Hautoberfläche. Sie ist ein äußerer Verteidigungsring und ein perfekter Schutzschild mit ihrem **Fett-Säure-Mantel**. Durch sein leicht saures-salziges Milieu hemmt dieser ölige Film das Wachstum der Krankheitserreger, zersetzt und zerstört sie. Jene feindlichen Keime und Bakterien gedeihen nämlich am besten in einem alkalischen, also säurefreien Milieu. Ein saures Milieu entsteht durch die Verdunstung des sauren Schweißes und des Talges (er enthält Fettsäuren) der Haut, wodurch die Hautschüppchen angefeuchtet werden. Krankheitserreger werden von ihm einfach unschädlich gemacht. Der Säureschutzmantel liegt mit einem pH-Wert von ungefähr 4,8–6,0 im schwach sauren Bereich. Die Eiweißkörper der Hornschicht lösen sich unter Einwirkung von Laugen auf. Wenn wir unsere Haut mit alkalischen Seifenlösungen, aber auch mit zu heißem Wasser, Rasierwasser, alkoholhaltigem Gesichtswasser oder Deodorant traktieren, stören wir oft für Stunden den

Säureschutzmantel, und er muß erst wieder von der Haut aufgebaut werden. Derweil haben es Bakterien und Viren leichter, sich auf der Körperoberfläche anzusiedeln. Je nach Hauttyp geschieht die Alkalineutralisation, also die Erneuerung des Schutzfilms, schneller oder langsamer. Durch den Kontakt mit alkalischen Seifen können Hautreizungen auftreten. Deshalb sollte die Haut schonend und nicht übertrieben gereinigt werden. Der Schutzmantel sollte unter allen Umständen erhalten bleiben und nicht durch falsch verstandene Hygienemaßnahmen gefährdet werden.

- Die Oberfläche der Haut ist weiterhin mit einer nützlichen (physiologischen) **Bakterienflora** ausgestattet, die ebenfalls das Eindringen von Krankheitserregern in das Körperinnere verhindert. Wir können uns nicht vorstellen, wie viele nützliche Bakterien auf unserer Haut leben. Der Mensch lebt mit vielen tausend Arten dieser winzigen Untermieter in friedlicher und abhängiger Gemeinschaft. Diese Bakterien ernähren sich von uns und helfen uns ihrerseits, gesund und abwehrstark zu bleiben. Beim gesunden Menschen werden die haut- und körperfreundlichen Bakterien auf 14 bis 20 Billionen geschätzt. Allein im Mund- und Rachenraum sind 50 Milliarden Bakterien für die Abwehr von Infekten, Allergenen, Staubteilchen und verschiedenen anderen Fremdpartikeln tätig. Manche liefern uns Vitamine, andere schließen Nahrungsteilchen auf (Verdauung), die der Körper ansonsten nicht verarbeiten könnte. Diese lebenswichtigen Mikroorganismen agieren als erste **Späher**, Beobachter und körpereigener **Schutztrupp**. Sie gedeihen in einem feuchten, mineralstoffreichen Milieu. Verschiebt sich das biologische Gleichgewicht der Haut in den alkalischen Bereich, kann sie keinen ausreichenden Schutz mehr gegen schädliche Bakterien, Pilze, Viren und Allergene gewährleisten.

Der Schutzfilm der Haut und Schleimhäute muß also unbedingt erhalten bleiben, um als vorderste Verteidigungslinie fungieren zu können. Wir dürfen nicht vergessen, daß unsere Körperhülle das größte, aber auch das am meisten strapazierte Organ des Immunsystems darstellt.

Durch Antibiotika und andere Medikamente, Desinfektionsmittel, Chemikalien und Strahlen wird die abwehrtüchtige **Bakterienflora** bedroht oder sogar zerstört. Giftige Dämpfe, z.B. von Putzmitteln, Lacken oder Baustoffen, Konservierungsmittel, verarbeitete Lebensmittel und Lebensmittelzusätze sowie Nikotin belasten allgemein die Haut und Schleimhaut, aber vor allen Dingen die Bronchialschleimhaut.

- Um das Ökosystem der Haut und der Schleimhäute nicht zu gefährden, dürfen wir diese zweite Abwehrlinie nicht vernachlässigen. Wo sie zerstört wird oder wo außer den schädlichen auch die erwünschten Bakterien bekämpft und vernichtet werden (z.B. durch Antibiotika), können sich Viren und Pilze – die natürlichen Gegenspieler und Feinde der Bakterienflora – viel leichter ansiedeln oder in den Körper eindringen. Und es kommt nicht von ungefähr, daß in den letzten Jahren Haut- und Pilzerkrankungen rapide zugenommen haben. Durch Antibiotika werden z.B. nicht nur die Angreifer-Bakterien vernichtet, sondern auch die körperfreundlichen. Außerdem führt die zu schnelle Anwendung von Antibiotika zur Hemmung der Abwehrzellen.

- Eine dritte Abwehrfront der Haut besteht in der **Durchblutung**, denn unsere Körperhülle ist von einem dichten Netz feinster Blut- und Lymphgefäße durchzogen. Diese können bei Bedarf (z.B. Infektion) schnell Abwehrzellen heranschaffen und außerdem eine reichliche Ver- und Entsorgung garantieren. Im Unterhautzellgewebe sind Zellen der Abwehr angesiedelt: Freßzellen, T-Lymphozyten, Leukozyten und Gewebemastzellen. Die Schleimhäute, z.B. im Magen- oder Darmbereich, sind mit eigenen Makrophagen (Freßzellen) ausgerüstet. Alle Körperöffnungen sind mit Schleimhäuten ausgekleidet, die den Eindringlingen Paroli bieten.

Die Regulation der Körpertemperatur

Die Haut gilt als wichtiges Organ der Wärmeregulation. Der menschliche Organismus erzeugt ständig Wärme durch seine Stoffwechselvorgänge (Muskelarbeit, Verdauung). Um die Körpertemperatur – auch bei hohen Außentemperaturen und vermehrter körperlicher Arbeit – auf einem verträglichen Niveau zu halten, muß Wärme abgegeben werden. Die Haut reagiert mit rascher Durchblutungsänderung und einer nervös genau steuerbaren Menge an freigesetzter Verdunstungswärme. So nimmt sie die Aufgabe eines genau funktionierenden Thermostats (Wärmereglers) wahr.

Besondere Thermorezeptoren in der Haut sorgen für den Temperaturausgleich unseres Körpers. Die gleichbleibende Körperkerntemperatur ist deshalb so außerordentlich wichtig, weil die Körperzellen und deren Enzyme nur innerhalb eines bestimmten Temperaturbereichs ihre Arbeit gut und richtig verrichten können. Wir verfügen also über eine natürliche, körpereigene Klimaanlage. Diese ist lebenswichtig, denn nur bei ca. 37 °C arbeiten die Organe des Körpers richtig und optimal. Schon geringfügige Abweichungen stören die Leistungsfähigkeit, und die Lebensvorgänge verschlechtern sich zusehends. Unser Lebensspielraum ist somit ziemlich klein, und es ist ein Wunder, daß unser Körper alle Temperaturschwankungen ausgleicht. Bereits bei 38 °C fühlen wir uns schlapp und müde. Bei 39 °C oder 40 °C Körpertemperatur wird die Situation für uns bedrohlich, und bei 42 °C werden die Körperzellen zerstört. Weniger als 35 °C können sie ebenfalls nicht lange aushalten. Während die Lebensvorgänge in den Körperzellen sich bei erhöhter Temperatur allgemein verschlechtern, vermögen einige Zellen dann ihren Abwehrkampf gegen Krankheitserreger erfolgreicher durchzuführen. Deshalb kann ab und zu ein Fieber unseren Körper reinigen und alles, was sich an Schlacken angesammelt hat, wegräumen. Aber im Normalfall wird die Körpertemperatur bei 37 °C konstant gehalten. Die Haut übernimmt dabei die Funktion eines perfekten Bio-Thermostats, eines einmaligen Kühl- und Heizsystems.

Die Steuerung der Körperkerntemperatur wird von einem Thermoregulationszentrum im Zwischenhirn ständig überwacht. Seine Informationen werden ihm teils von den Thermorezeptoren der Haut übermittelt, teils erfaßt es selbst Änderungen der Bluttemperatur (z.B. bei Fieber). Die Thermorezeptoren melden jegliche Änderung der Außentemperatur, so daß sofort Maßnahmen eingeleitet werden können, um die innere Körpertemperatur konstant zu halten.

Je nach Registrierung von Kälte oder Wärme verengen oder erweitern sich die Blutgefäße.

Bei Kälte wird durch die Verengung der Blutgefäße Wärme zurückgehalten, bei Hitze erfolgt eine Erweiterung mit starker Durchblutung der Haut. Durch die Zunahme der Hautdurchblutung wird die Wärmeabgabe gesteigert.

Drei Viertel der Wärmeabgabe erfolgen als Wärmestrahlung und Wärmeleitung. Weitere 20 Prozent werden durch Wasserverdunstung abgegeben, teils unmerklich durch die Haut und die Lungen (etwa 1 Liter Wasser gelangt täglich als Wasserdampf an die Haut- und Schleimhautoberflächen), teils durch Schwitzen (aktiver Sekretionsvorgang). Der Schweiß, der auf der Hautoberfläche verdunstet, entzieht dem Körper überflüssige Wärme, die als Verdunstungswärme bezeichnet wird. Die Hautgefäße und das Blut werden dadurch abgekühlt. Diese Art der Wasserverdunstung nennt man auch Hautatmung.

Bei heißer und feuchter Außentemperatur kann der Schweiß schlecht verdunsten, weil das Feuchtigkeitsgefälle zwischen Hautoberfläche und Umgebung zu gering ist. Es kann dadurch zu einer Wärmestauung kommen (Hitzschlag). Die Schweißabsonderung ist also lebenswichtig, temperaturregulierend und wirkt auch noch reinigend, weil Stoffwechselschlacken mitausgeschieden werden. Der Schweiß besteht zu 98 bis 99% aus Wasser, Der Rest sind feste Bestandteile. Der hauptsächliche anorganische Bestandteil, der beim Schwitzen ausgeschieden wird, ist Kochsalz (NACl), der Anteil an Kalium-, Kalzium- und Magnesiumsalze ist geringer. Auch Harnstoff und Harnsäure, außerdem Ammoniak (organische, stickstoffhaltige Verbindungen) können im Schweiß nachgewiesen werden. Selbst Medikamente, besonders Salizylsäure, Jod und Arsen, werden mitausgeschieden.

Die Atemfunktion der Haut

Sauerstoff, den wir mit der Atemluft aufnehmen, ist das Lebenselexier für den gesamten Körper und sichtbar auch für die Haut. Sauerstoff ist nötig, um die zugeführten Nährstoffe in Energie umsetzen zu können (Stoffwechsel). Eine schöne, gesunde Haut ist ganz besonders auf eine hochwertige Ernährung und auf eine ausreichende Sauerstoffzufuhr mit dem Blut angewiesen. Damit Nährstoffe und Sauerstoff dorthin gelangen, wo sie gebraucht werden, ist natürlich eine gute Durchblutung erforderlich.

Beim modernen umweltbelasteten, bewegungsarmen, atemschwachen, rauchenden, am Schreibtisch sitzenden Menschen ist der Sauerstoffgehalt des Blutes oft ungenügend. Jedoch vom Sauerstoff lebt jede Zelle, jedes Gewebe, jedes Organ.

Endprodukt des Energiestoffwechsels der Zellen ist das Kohlendioxid. Wie der Sauerstoff zu den Zellen hin, so wird Kohlendioxid von den Zellen weg transportiert und schließlich ausgeatmet. Dies erfordert eine tiefe Ausatmung, die aber viele Erwachsene vernachlässigen. Die meisten Menschen atmen oberflächlich und unzulänglich. Infolgedessen verkümmert das Lungengewebe mehr und mehr, der Gasaustausch nimmt ab, es gelangt zu wenig Sauerstoff ins Blut, und zu wenig Abfallstoffe werden ausgeschieden. Die Zellen ersticken letzten Endes in ihrem eigenen Müll.

Auch die geringe Atemfunktion der Haut ist lebenswichtig. Denn wenn die Schweißabsonderung nur ein paar Stunden blockiert ist, z.B. wegen einer luftundurchlässigen Umhüllung oder Abdeckung des Körpers, und wenn die Wärmeregulation über die Haut nicht mehr gewährleistet ist, endet das tödlich. Sogar eine hohe Luftfeuchtigkeit empfindet der Mensch als unangenehm, weil dann weniger Feuchtigkeit vom Körper in die Luft übertreten kann. Trockene Luft dagegen verhilft zum Schwitzen, es wird Wärme abgegeben, und der Körper kühlt sich ab.

Das Altern der Haut

Unsere Haut ist uns angeboren; ihre Farbe und Struktur, ihr Fettgehalt und andere Merkmale sind genetisch festgelegt. Seinen Hauttyp kann man nicht einfach ablegen oder verändern. Allerdings liegt es in unserer Hand, die Haut individuell richtig zu pflegen und positiv zu beeinflussen.

Der Hauttyp wird von der Anzahl und Aktivität der Talgdrüsen bestimmt. Die Talgproduktion kann erhöht oder erniedrigt sein. Im Idealfall wird gerade genügend Fett abgesondert, so daß die Haut zart und feucht bleibt, ohne große Unreinheiten aufzuweisen oder abzuschuppen. Im Laufe der Jahre wirken sich immer mehr Faktoren nachteilig auf die Haut aus: Umweltverschmutzung, Streß, Ärger, Kummer, Ernährungsfehler usw.

Die Haut der Frau ist von Natur aus dünner und empfindlicher als die des Mannes und daher auch anfälliger für frühzeitige Austrocknung und Faltenbildung.

Etwa im 4. Lebensjahrzehnt machen sich der Feuchtigkeitsverlust der Haut und ihre verminderte Fähigkeit, Wasser zu speichern bemerkbar. Die Schichten der Oberhaut nehmen ab, sie werden ungleichmäßig und verhornen unregelmäßig; außerdem kann eine fleckenförmige Pigmentierung auftreten. Gleichzeitig entstehen durch wiederholte stereotype Bewegungen des Gesichts Mimikfalten.

Warum werden die Hautschichten dünner? Welche Veränderungen finden in den Zellen und ihrer Umgebung statt?

Abbau- und Umbauprozesse der Haut

Mit zunehmendem Alter schrumpfen unsere Hautbausteine, da ihr Wasserbindungsvermögen allmählich abnimmt. Erinnern wir uns: Das Grundplasma der Zelle besteht zu 75 bis 95 Prozent aus Wasser, der menschliche Körper insgesamt zu etwa 60 Prozent. Ein Viertel des Wassers verteilt sich normalerweise auf das Hautorgan. Im Grundplasma der Zelle sind wichtige Substanzen wie Proteine, Lipide und andere organische Bausteine sowie Mineralien und Spurenelemente gespeichert. Ein hoher Wassergehalt der Zellen erhält die Haut jung und frisch und ist deshalb so wichtig, weil sämtliche Stoffwechselprozesse, die der Ver- und Entsorgung der Zelle dienen, in wäßriger Lösung stattfinden. Ein extrem hoher oder niedriger Wassergehalt schadet der Zelle und kann zu ihrem Tod führen (im einen Fall »ertrinkt«, im anderen »erstickt« sie).

Normalerweise enthält die Hornschicht zwischen 10 und 30 Prozent Wasser. Vom Zustand des Fettmantels hängt es weitgehend ab, ob der optimale Wassergehalt aufrechterhalten werden kann. Alternde Zellen können weniger Nährstoffe aufnehmen als junge Zellen, wodurch die Zellteilung verlangsamt ist. Es treten nicht mehr alle 28 bis 30 Tage neue Zellen an die Hautoberfläche, sondern nur alle 40 bis 60 Tage. Da mehr abgestorbene Hautschüppchen auf der Oberfläche liegen, die das Licht schlecht reflektieren, erscheint die Haut leblos.

Die verminderte Durchblutung in der Peripherie führt zum allmählichen Abbau der subkutanen Fettpolster. Die Haut verliert mehr Feuchtigkeit und Fett, als sie nachproduzieren kann. Die nachlassende Funktion der Sexualdrüsen wirkt sich nachteilig auf die Talgdrüsensekretion aus. Da weniger Talg abgesondert wird, verdunstet die Hautfeuchtigkeit schneller. Auch die Schweißdrüsen arbeiten träger. Umweltbelastungen Nikotin, Alkohol, Schlafmangel, überheizte Räume, extreme Temperaturen, Wind, Sonnenlicht usw. tun ein übriges, die Haut zu belasten und zu schädigen. Sie wird trockener, krankheitsanfälliger, verliert einen Teil ihres Schutzmechanismus und bildet Falten aus. Auch die elastischen Fasern nehmen ab, und das kollagene Bindegewebe verhärtet sich; dadurch paßt die Haut sich weniger gut an die Gesichtsform an. Wie nach einer extremen Abmagerungskur hängt schließlich die überschüssige Haut schlaff nach unten.

Die Veränderungen des Kollagens

Die Abbau- und Umbauprozesse der Haut gehen vor allem von der mit Blut- und Lymphgefäßen ausgestatteten Lederhaut aus. Dieser bindegewebige Anteil der Haut enthält bekanntlich die kollagenen, retikulären und elastischen Fasern, die der Haut Festigkeit und Spannkraft geben und ihre leichte Verschiebbarkeit ermöglichen.

Jede Zelle unseres Körpers liegt in einem schützenden Bett aus Interzellulär- oder Grundsubstanz. Diese verhärtet mit zunehmendem Alter durch fortschreitende Vernetzungsvorgänge auch zwischen den einzelnen Kollagenfasern (Quervernetzungen) immer mehr. Das schützende Polster um die Zelle, das Flüssigkeit, Zucker, Eiweißkörper und Mineralstoffe enthält, wird brüchig und vermag im Gegensatz zu früher nicht mehr genügend Wasser zu binden sowie für einen reibungslosen Stoffaustausch zu sorgen. Denn auch die feinen Kapillargefäße der Haut werden enger und verlieren ihre Elastizität. Dadurch erfolgen die Versorgung der Haut mit Sauerstoff, Nährstoffen und Flüssigkeit sowie der Abtransport von Stoffwechselschlacken stockender und schwächer. Wie altes gegerbtes Leder wird die Haut hart, rauh und porös, so daß Schadstoffe und Krankheitserreger aus der Umgebung leichter in sie eindringen können.

Die in jungen Jahren zweckmäßige Vernetzung des Bindegewebes scheint sich mit zunehmendem Alter sinnlos fortzusetzen. Die Fasern bilden ein immer festeres Netz und werden dadurch starrer, zäher, unelastischer und weniger verschieblich. Die kollagenen Fasern ballen sich zu unregelmäßigen, leicht brechenden Bündeln zusammen, was durch UV-Strahlen beschleunigt wird, während die elastischen Fasern kollabieren.

Wie schon erwähnt, schnürt das härter werdende Gewebe die winzigen Kapillargefäße ab, und da die großen Blutgefäße allmählich starrer werden, verschlechtert sich der Versorgungszustand der Zellen laufend. Für manche bedeutet dies den Tod. Die sogenannten freien Radikale beschleunigen noch den Vernetzungsprozeß sowie die Zellzerstörung.

Das üble Treiben der freien Radikale

»Freie Radikale« sind hochreaktionsfähige Zwischenprodukte (Moleküle oder Bruchstücke von Molekülen) chemischer Umsetzungen. Sie können auch im Körper selbst entstehen. Auslösend wirken u.a. Umweltgifte, Fehlernährung, ungesunder Streß, Erschöpfungszustände und Krankheiten. Ein wichtiges freies Radikal ist das Sauerstoffradikal; aber es gibt noch zahlreiche weitere freie Radikale, die zum Teil als normales Nebenprodukt in kleinen Mengen bei der Zellatmung entstehen. Die Zellen stellen Enzyme bereit, die sie vor Oxidation durch diese freien Radikale schützen. Derartige Enzyme haben so klangvolle Namen wie z.B. Superoxid-Distantase, Katalase, Glutathion-Peroxidase. Diese sogenannten Antioxidantien neutralisieren freie Radikale oder inaktivieren sie mehr oder weniger. Daneben verfügen die Zellen über Reparatursysteme, die geschädigte Moleküle reparieren, ersetzen oder abbauen. Es gibt spezifische Enzyme für die Reparatur von Proteinen, Lipiden und DNS. Nach der Theorie der freien Radikale nutzt die Zelle außerdem »Radikalenfänger«, die die freien Radikale einfangen und unschädlich machen. Als Radikalenfänger gelten z.B. Vitamin C, Vitamin E und Selen.

Beispiel

Maßnahmen gegen den Verfall des Kollagens und gegen freie Radikale

Wie läßt sich der beschleunigten Kreuzvernetzung der kollagenen Bindegewebsfasern und den freien Radikalen Einhalt gebieten?

- Lassen Sie sich nicht gedankenlos lange in der Sonne »braten«. Licht und Sonne tragen erheblich zur Vernetzung des Bindegewebes und daher zu Alterung der Haut bei.
- Bewegen Sie sich viel an der frischen Luft; machen Sie regelmäßig Atemübungen am offenen Fenster, damit die Zellen der Haut und des Bindegewebes großzügig mit Sauerstoff versorgt werden. Und üben Sie konsequent die im zweiten Teil beschriebene Gesichtsgymnastik.
- Achten Sie auf eine gesunde vitaminreiche, ausgewogene, fettarme Ernährung.
- Sorgen Sie für eine ausreichende Zufuhr der Vitamine C und E und des Spurenelements Selen, am besten mit der Nahrung. Viele moderne Wissenschaftler halten die genannten Substanzen für höchst wirksame Gegenspieler freier Radikale.
- Trinken Sie mindestens 2 Liter Flüssigkeit täglich, am besten Mineralwasser, Kräutertee, verdünnte Obst- und Gemüsesäfte, damit Ihr Wasserhaushalt tadellos funktioniert und Stoffwechselprodukte kontinuierlich ausgeschwemmt werden.

Was geschieht, wenn die Haut altert?

- Stoffwechsel der Haut und Zellteilung werden langsamer.
- Die Blutgefäße werden hart und fest, folglich verschlechtern sich die Versorgung der Zellen mit Sauerstoff und Nährstoffen und der Abtransport von Stoffwechselprodukten.
- Kollagene und elastische Fasern verhärten, werden dichter vernetzt.
- Wasserbindungsvermögen des Gewebes nimmt ab.
- Subkutane Fettpolster werden teilweise abgebaut.
- Sekretion der Talgdrüsen wird unzureichend.
- Zunehmender Mangel an Feuchtigkeit und Fett führt zu verstärkter Faltenbildung und trockener Haut.
- Bakterien, Viren, Allergene und andere Fremdstoffe dringen leichter in die trockene, spröde, dünn gewordene Haut ein.

Möglichkeiten, das Altern zu verzögern

Richtige Ernährung – Entspannung – Bewegung

»Man altert, wie man lebt.« Das ist eigentlich eine große Chance. Sie können durch Ihre Lebensweise einiges dafür tun, den Alterungsprozeß zu verzögern.

- Ernähren Sie sich verantwortungsvoll.
- Trinken Sie reichlich – Mineralwasser, Kräutertees, Säfte ohne Zuckerzusatz.
- Gehen Sie sehr maßvoll mit Genußmitteln um.
- Nehmen Sie Medikamente nur ein, wenn dies unumgänglich ist.
- Informieren Sie sich über Schadstoffe in Ihrer Umgebung; gehen Sie ihnen aus dem Weg.
- Meiden Sie intensives UV-Licht, vor allem die Mittagssonne.
- Lassen Sie sich nicht von ungutem körperlichen und seelischen Streß überwältigen; schalten Sie öfters ab.
- Lernen Sie eine Entspannungstechnik, z.B. entspannendes Atmen.
- Bewegen Sie sich ausgiebig – täglich! Bewegung, z.B. Gymnastik, vertieft die Atmung und führt dem Organismus mehr Sauerstoff zu, mit allen positiven Folgen.

Folgende Organe und Funktionselemente sind gut durch Gymnastik zu trainieren:

- Herz und Kreislauf einschließlich Gehirngefäße
- Lunge und Atemwege
- Verdauungsorgane
- Harnwege
- Geschlechtsorgane
- Immunsystem
- Bewegungsapparat – Muskeln, Bänder, Gelenke
- Augen
- Haut

In jedem Fall wirkt sich beharrliches Üben auch günstig auf die Psyche aus.

Lymphdrainage zum Entschlacken und Beleben der Gewebe von Gesicht und Hals

Die Lymphe ist eine Gewebsflüssigkeit, die unsere Körperzellen umspült und selbst jene noch von Abfallstoffen befreit, die nicht mehr vom Blut erreicht werden.

Das Lymphsystem beginnt in der Peripherie mit feinen Gefäßen, die ähnlich wie Löschpapier die Gewebsflüssigkeit aufsaugen. Die feinen Lymphgefäße vereinigen sich zu immer größeren Bahnen, die etwa parallel zum Venensystem herzwärts verlaufen. Die Hauptlymphbahnen vereinen sich zum Milchbrustgang, der zusammen mit anderen Sammelgefäßen hinter dem Schlüsselbein ins Venensystem einmündet. Zwischen die Lymphbahnen sind die Lymphknoten geschaltet; sie »filtrieren« die Lymphe.

Die Lymphe wird von der Aktivität der Muskeln bewegt! Ähnlich wie die Venen sind die Lymphgefäße mit Klappen versehen, die wie Einwegventile funktionieren und ein Zurückfließen der Lymphe verhindern. Arbeiten Muskeln zu wenig oder zu langsam, staut sich die Lymphe sehr schnell. Verursacht oder begünstigt wird eine Stauung auch durch zu flaches Atmen, Übergewicht, Genußgifte, ungesunde Ernährung, Bindegewebsschwäche und verschiedene Erkrankungen.

Sehr deutlich läßt sich ein geschwächter Lymphfluß morgens an geschwollenen Augenlidern oder Tränensäcken ablesen; aber sichtbar wird er auch häufig, nach langem Stehen oder Sitzen, an den Knöcheln. Dies kann sich zu massiven Wasseransammlungen im Gewebe, sogenannten Ödemen, steigern.

Das Lymphsystem arbeitet wie eine »Körperpolizei«, indem es Giftstoffe, Stoffwechselschlacken und Bakterien aus dem Gewebe abtransportiert und unschädlich macht. In den Lymphknoten werden hierzu Abwehrzellen (Lymphozyten) gebildet.

Lymphknoten befinden sich im ganzen Körper. Besonders gut tastbar sind sie am Hals (z.B. bei einer Angina) und hinter den Ohren.

Ausstreichungen des Gesichts helfen, gestaute Lymphflüssigkeit abzutransportieren, was bei Schwellungen (Augen!) oder Hautunreinheiten besonders wichtig ist.

Kombinieren Sie die Gesichtsgymnastik mit ableitenden Streichungen: immer von der Mitte des Gesichts nach außen (Abb. 3), dann zum Ohr (unterhalb der Ohrläppchen), unter den Unterkieferwinkel und den Hals hinab.

Durch kreisende, pumpende Bewegungen fließen die Schlacken besser ab. Ziehen Sie die Kreise mit flachen Fingern immer zuerst nach unten, dann nach außen. Die ableitenden Griffe werden nur leicht und zart ausgeführt. Kreisen Sie etwa 5mal auf einer Stelle, dann setzen Sie die Finger ein Stück weiter auf, bis Sie bei den Ohren angelangt sind, dann, wie oben beschrieben, den Hals hinab bis zu den Schlüsselbeinen.

Die Lymphdrainage sollte nicht bei akuten Entzündungen im Gesichts- oder Halsbereich durchgeführt werden. Diese Einschränkung gilt auch für die Akupressur.

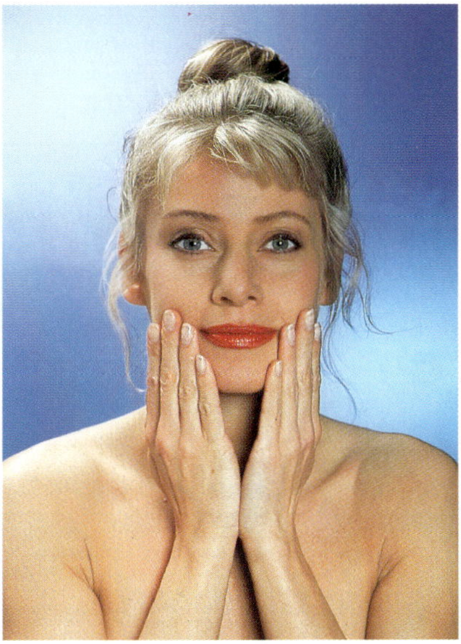

Abb. 3
Flache Finger senkrecht auf der Oberlippe ansetzen, dann kreisende Bewegungen nach außen. Unter den Augen setzt man nur einen oder zwei Finger an.

Akupressur von Gesicht und Hals – damit die Lebensenergie fließt

Nach der traditionellen chinesischen Medizin existiert ein System der Meridiane oder Energiebahnen, die in Längsrichtung des Körpers verlaufen und unsere Organe mit Lebensenergie versorgen. In der Praxis sind die Meridiane Orientierungshilfen, um Akupunkturpunkte aufzusuchen. Die Punkte stehen mit Organen in Verbindung. Akupressur = Shiatsu ist eine japanische Weiterentwicklung der Akupunktur. Sie arbeitet mit Fingerdruck. Ist der freie Fluß der Lebensenergie behindert, entstehen Blockaden oder Stauungen. Der Energiekreislauf ist unterbrochen. Durch das Drücken besonderer (Akupressur-)Punkte auf den Energiebahnen können Energieblockaden gelöst und der Energiefluß wieder angeregt werden. Dabei ist es sinnvoll, die Akupressur mit entspannender Atmung zu kombinieren.

Ausführung der Akupressur-Behandlung:

Vorab zwei Grundregeln:

1. Immer mit warmen Händen arbeiten.
2. So fest drücken, daß es deutlich spürbar ist, aber nicht schmerzt.

- Legen Sie die Kuppen der Zeige- oder/und Mittelfinger auf die angegebenen Akupressurpunkte, die meistens symmetrisch, oft in kleinen Mulden, angeordnet sind (rechte und linke Gesichtsseite).
- Drücken Sie die Fingerkuppen fest auf die Punkte, und steigern Sie langsam den Druck.
- Die durchschnittliche Druckdauer liegt bei 10 bis 30 Sek.
- Beenden Sie die Behandlung, sobald Sie das Gefühl haben, daß der Körper keine weiteren Reize mehr aufnimmt.
- Sie können einen Punkt 3- bis 5mal hintereinander drücken, sollten aber jedesmal eine kleine Pause dazwischen lassen.
- Nicht zu viele Punkte in einer Sitzung akupressieren! Nehmen Sie sich Zeit, auf die Reaktionen Ihres Körpers zu achten.
- Die Reihenfolge der Akupressurpunkte bestimmen Sie selbst. Richten sich dabei nach den Bedürfnissen und Reaktionen Ihres Körpers.
- Konzentrieren Sie sich während der Akupressur auf den Energiestrom.

Vor allem Dauerstreß führt zu Energieblockaden, auch im Gesicht, dessen Muskeln besonders schnell zur Verspannung neigen. Die Energie kann nicht mehr fließen. In der Folge kommt es zu Schmerzen, Disharmonien, Müdigkeit, Konzentrationsschwäche und Lustlosigkeit. Das Pressen der Punkte befreit nicht nur den Energiefluß und regt dadurch den Lymphfluß, die Durchblutung und die Nervenbahnen an, sondern beeinflußt auch die Faltenbildung günstig.

Die Akupressur-Behandlung kann die Gesichtsgymnastik einleiten, aber auch zwischen den Übungen bereichern. Sie steigert nicht nur Ihr Wohlbefinden, sondern hilft auch gegen viele Alltagsbeschwerden.

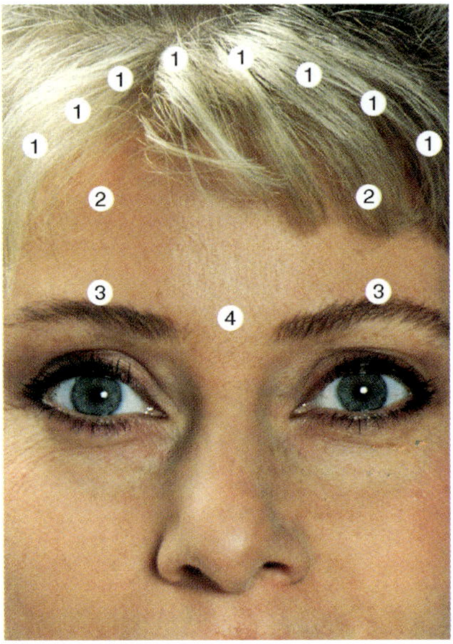

Abb. 4

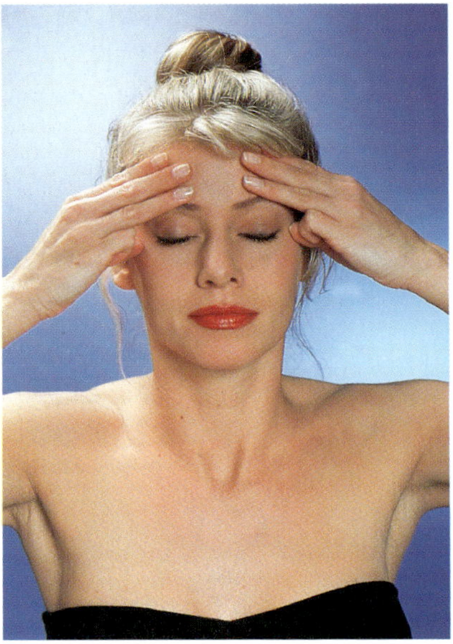

Abb. 5

Akupressurpunkte auf der Stirn:

Gegen Stirn- und Sorgenfalten. Sorgt für eine bessere Durchblutung des Kopf- und Stirnbereichs.

Beklopfen Sie zunächst die Haaransatzpunkte von einer Schläfenseite zur anderen. Am Schluß die Mitte zwischen den Augenbrauen beklopfen (Abb. 4).

Punkt 1: Punkte entlang der Haaransatzlinie
Legen Sie bei dieser Übung alle vier Finger jeder Hand auf die Punkte.

Punkt 2: Stirnbeinhöcker
Dieser »Streßreduzierungspunkt« sitzt über der Augenmitte zwischen Haaransatz und Augenbraue. Die Stirnbeinhöcker sind gut zu erfühlen (Abb. 5)

Punkt 3: In der Augenbrauenmitte

Punkt 4: Zwischen den Augenbrauen (Drittes Auge)

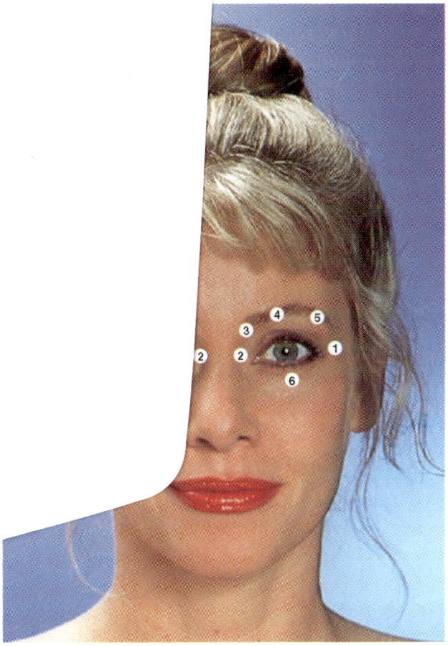

Abb. 6

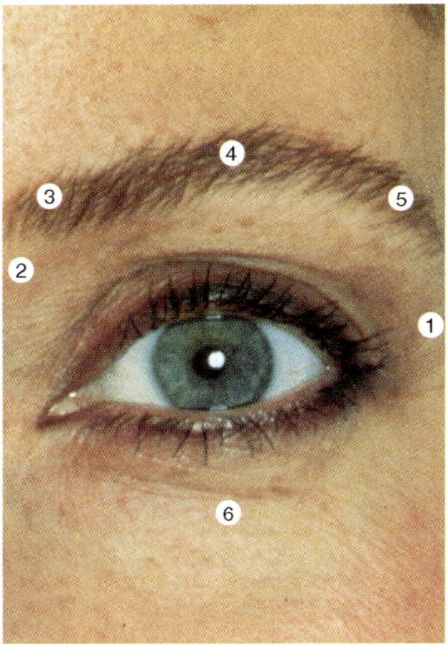

Abb. 7

Akupressurpunkte um die Augen:

Gegen Krähenfüße, Schwellungen und Tränensäcke; auch bei überanstrengten, müden, schmerzenden Augen, Kopfweh.

Im Augenbereich liegen besonders viele Akupressurpunkte. Akupressieren Sie die Punkte 1 bis 6 auf dem Knochenrand der Augenhöhlen. Zum Schluß behandeln Sie Punkt 7 (Abb. 8).

Punkt 1: Zwischen Brauenende und äußerem Augenwinkel.
Punkt 2: Wird am besten mit den Daumen gedrückt (Abb. 7). Spezialpunkt: Er liegt in den Augenhöhlen am Ansatz der Augenbrauen (Abb. 55).
Punkt 3: Auf dem Ansatz der Augenbrauen.
Punkt 4: Liegt in der Mitte der Augenbrauen.
Punkt 5: Etwas weiter außerhalb als Punkt 4.
Punkt 6: Auf dem knöchernen Bogen unterhalb der Brauenmitte.
Punkt 7: Spezialpunkt: Er liegt deutlich fühlbar zwischen äußerem Augenwinkel und Ohr in einer kleinen Mulde (Abb. 8).

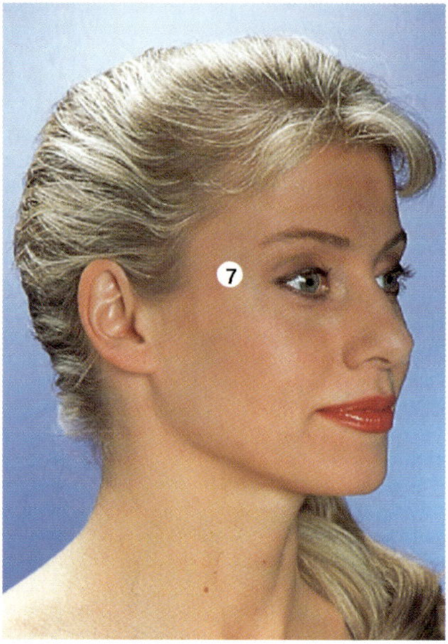

Abb. 8

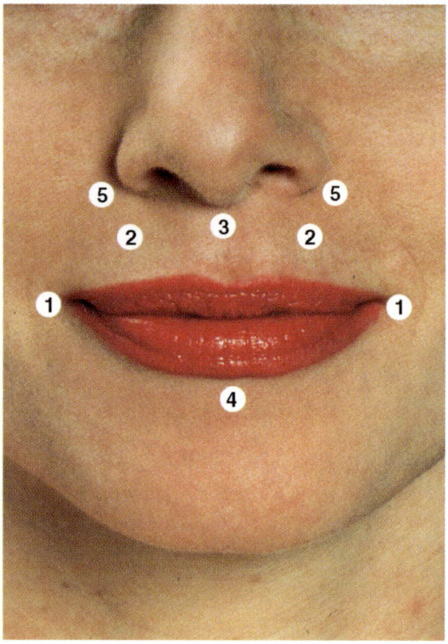

Abb. 9

Akupressurpunkte um die Lippen:

Gegen Oberlippen- und Mundwinkelfältchen; auch bei Erkältungen (Punkt 5) und Zahnschmerzen (Punkt 2; Abb. 9).

Behandeln Sie zuerst die Punkte in den Nasolabialfalten und oberhalb der Oberlippe.

Punkt 1: Direkt neben den Mundwinkeln.
Punkt 2: In der Mitte zwischen Nase und Oberlippe (Oberlippen-Grübchen).
Punkt 3: Genau in der Mitte zwischen Nasenflügel und Oberlippe.
Punkt 4: In der Mitte unter der Unterlippe.
Punkt 5: Genau neben den Nasenflügeln.

CHANEL-MAXIME N° 4

»Die Natur gibt Ihnen das Gesicht,
das Sie mit zwanzig Jahren haben;
das Leben formt das Gesicht,
das Sie mit dreißig haben;
aber das Gesicht, das Sie mit
fünfzig haben, das müssen Sie sich
selbst verdienen.«

Quelle: Stern 47/1996, S. 86–100

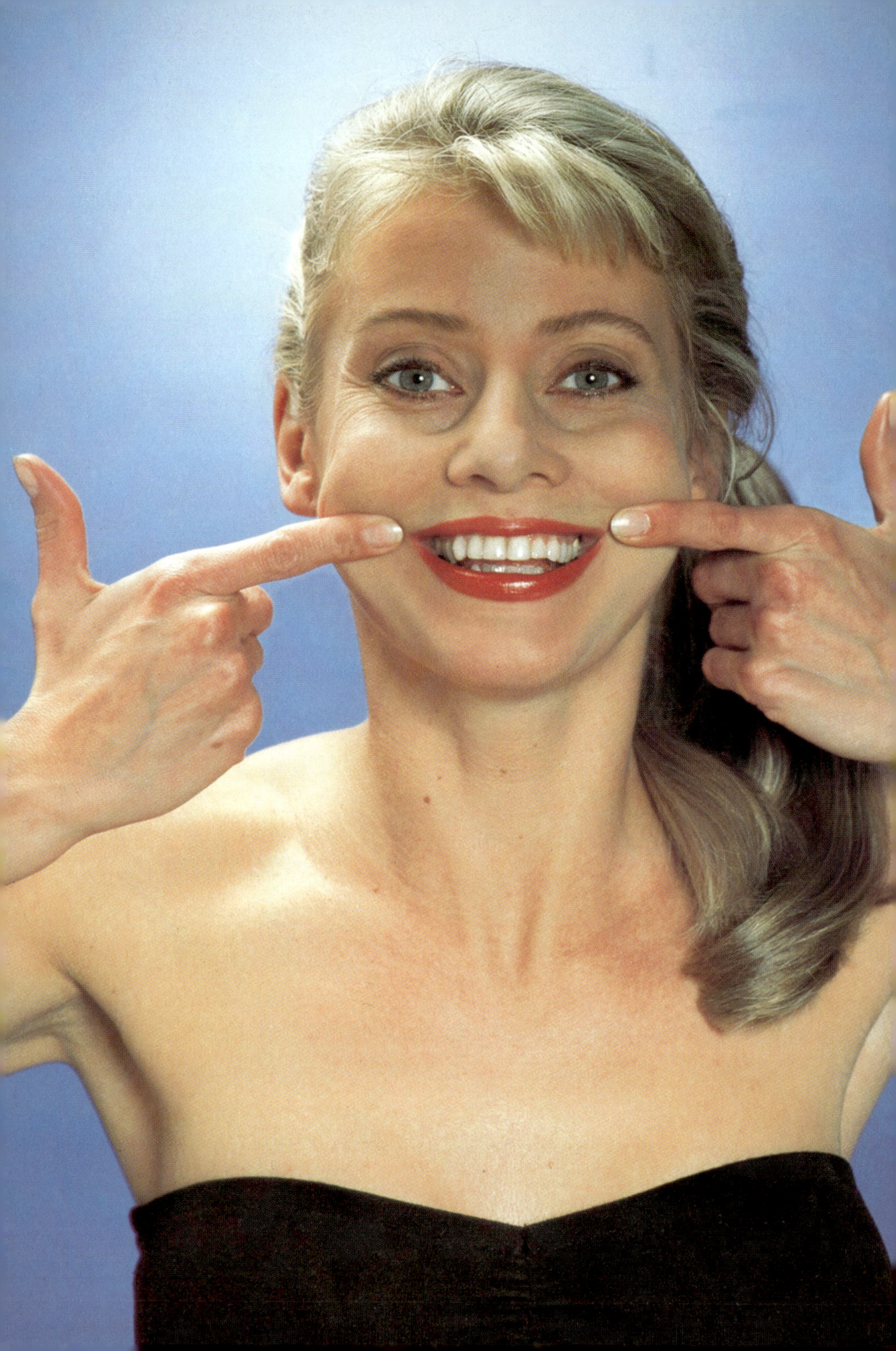

Die Praxis: Übungen, die ein frisches, jugendliches Aussehen von Gesicht und Hals erhalten oder aufbauen

Jetzt kommen wir zum praktischen Teil. Bevor Sie mit der eigentlichen Gesichtsgymnastik beginnen, lernen Sie zunächst, Ihren Körper aufzuwärmen und zu lockern, und werden durch eine Visualisierungsübung mit Ihren Gesichts- und Halsmuskeln vertraut gemacht. Danach werden Sie zu den einzelnen Übungen angeleitet. Diese sind jeweils zu Gruppen zusammengefaßt: Übungen für Hals und Kinn, für den Mund, die Lippen und die Wangen, für die Augen und für die Stirn. Die Illustrationen bzw. Fotos verdeutlichen viele der beschriebenen Übungsabläufe.

Vorbereitung auf die Gesichtsgymnastik

Wie schon ausführlich beschrieben, ist die Haut eine lebendige, vitale, äußerst dynamische Hülle. Wir erhalten sie glatt, weich, elastisch und funktionstüchtig, indem wir sie angemessen pflegen, uns ausgewogen ernähren und viel an der frischen Luft bewegen. Durch eine gezielte, tägliche Gesichtsgymnastik erreichen wir eine optimale Durchblutung des kollagenen Bindegewebes, die Hautzellen erhalten genügend Sauerstoff und Nährstoffe, die Drüsentätigkeit und Zellerneuerung werden angeregt, die Muskel- und Bindegewebsfasern bleiben länger fit. Die Haut bleibt rosig, straff und fest. Auch die Lymphzirkulation wird durch Gesichtsgymnastik positiv beeinflußt. Außerdem lernen wir durch ein bewußtes An- und Entspannen der Gesichtsmuskeln, unsere Mimik besser zu kontrollieren und dadurch manche Mimikfalte zu vermeiden. Allein bei der mimischen Muskulatur unterscheidet man 20 Muskeln. Insgesamt verfügt unser Gesicht und Nacken über 50 Muskeln.

Da wir viele dieser kleinen Muskeln im täglichen Leben kaum benutzen, verkümmern sie, und die Haut darüber erschlafft. Durch Kontraktionsübungen werden sie gestärkt und bleiben elastisch. Andererseits entstehen häufig Falten durch einen gewohnheitsmäßigen, unkontrollierten Gesichtsausdruck, den wir z.B. beim Essen, Sprechen, Schlafen etc. einnehmen. Durch dauerndes Blinzeln in der Sonne werden bestimmte Gesichtsmuskeln bald verspannt. Da das kollagene Bindegewebe mit den Jahren seine Elastizität verliert, gleitet die Haut nach Druck, Verschiebung oder Zerrung nur langsam in die ursprüngliche Lage zurück. Durch eine ausgewogene Gesichtsgymnastik werden Haut und Unterhaut-Gewebe besser durchblutet, die Regenerationsfähigkeit der Hautzellen wird erhöht, es werden vermehrt Kollagen und Elastin gebildet, die der Haut Spannkraft verleihen, und die Gesichtsmuskeln bleiben beweglicher. Indem wir die Gesichtsmuskeln und das Bindegewebe geschmeidig halten, können wir einem Verhärten der Gesichtszüge entgegenwirken. Übrigens sehen wir dadurch nicht nur attraktiver aus, sondern beugen sogar manchem Spannungskopfschmerz vor.

Aufwärmen und Lockern

Beginnen Sie mit ein paar Aufwärm- und Lockerungsübungen. Am leichtesten geht das mit Musik. Wenn Sie abends üben, sollte die Vorbereitung eher sanft erfolgen, damit Sie nicht zu munter werden.

Beispiele:

- Auf der Stelle von einem Fuß auf den anderen hüpfen.
- Mit den Fäusten in alle Richtungen boxen.
- Abwechselnd mit den Armen kreisen.
- Abwechselnd die Beine locker vor- und zurückschwingen.
- Im Sitzen (Vorderkante eines Hockers) abwechselnd rechtes und linkes Bein vorstrecken und abwechselnd mit den Zehen und mit den Fersen auf den Boden tippen (5mal).
- Finger auf die Schultern legen und mit den Ellenbogen kreisen, vorwärts und rückwärts.
- Arme nach oben strecken, dann abwechselnd rechten Ellenbogen und linkes Knie, linken Ellenbogen und rechtes Knie aufeinander zu bewegen, so daß sie sich möglichst vor dem Körper treffen.

Entspannen durch Atmung

Nach dem Aufwärmen konzentrieren Sie sich in Ruhe auf Ihren Atem. Unterstützen Sie die folgenden Atemübungen auch mental, indem Sie sich vorstellen, wie beim Einatmen Sauerstoff und Energie in den Körper bis in die Haut strömen und Abfallstoffe ihn beim Ausatmen verlassen.

Beispiele:

- Grätschstand oder Sitz auf einem Hocker:
- Arme seitlich hochheben, dabei einatmen. Dann Arme seitlich schwer fallenlassen und dabei langsam ausatmen.
- Durch die Nase langsam in den Bauch hinein einatmen. Dabei wölbt sich der Bauch etwas vor. Dann langsam und gelöst durch den Mund ausatmen und spüren, wie Bauch und Rumpf wieder flacher werden.

Bevor Sie mit den Gesichtsübungen beginnen, klopfen Sie den Hals, das Gesicht und den Hinterkopf von unten nach oben mit den Fingerkuppen ab; das fördert die Durchblutung. Auch Hautzupfungen mit Daumen und Zeigefinger sind wirkungsvoll. Die Augenpartie dabei auslassen. Nun sind Sie bestens auf die eigentlichen Übungen eingestimmt.

Allgemeine Übungshinweise

Anfangs sollten Sie unbedingt vor einem Spiegel üben, damit Sie schneller ein Gefühl für die verschiedenen Gesichtsmuskeln entwickeln. Eine beliebte Übungszeit ist vor, während oder nach der abendlichen Gesichtspflege, für Frühaufsteher eignet sich natürlich auch der Morgen sehr gut. Nach einiger Zeit können Sie die Übungen leicht in Ihren Tagesablauf einbauen. Sie können während des Autofahrens ebenso üben wie beim Fernsehen, Kochen, Lesen, Telefonieren, in der Mittagspause oder bei einem (Wald-)Spaziergang.

Bei manchen Übungen ist es nützlich, die Finger so auf die zu bewegenden Gesichtspartien zu legen, damit während des Übens kaum Mimikfalten entstehen. Oberster Grundsatz ist immer, die Haut nicht zu zerren.

Das Anspannen soll kräftig erfolgen, etwa 6 Sekunden lang, dann lassen Sie die Spannung langsam und bewußt los. Konzentrieren Sie sich beim Entspannen darauf, wie die Muskulatur sich lockert und die Haut glatt wird. Wie fühlt sich der entspannte Gesichtsmuskel und die zugehörige Gesichtspartie jetzt an?

Übungsdauer

Täglich morgens oder abends 5 bis 10 Minuten reichen völlig aus und werden ihre Wirkung nicht verfehlen. Suchen Sie sich 5 bis 8 Übungen zu den verschiedenen Gesichtspartien aus, und wiederholen Sie jede Übung 10 bis 20mal. Zwischen den einzelnen Übungen können Sie Massagegriffe einsetzen.

Einmal in der Woche sollten Sie sich mit einem längeren Gesichtsgymnastikprogramm, das aus Übungen, Massagegriffen und einer besonderen

Gesichtsentspannung besteht, verwöhnen. Eine praktische Anleitung dazu bietet die Tonkassette »Das Fitneßtraining fürs Gesicht«, auf die im Anhang hingewiesen wird.

Visualisierungsübung

Mit der folgenden Visualisierung werden Sie stets Ihr Übungsprogramm einleiten:

Betrachten Sie zunächst genau die Abbildungen 1a und 1b, auf denen die Muskeln des Gesichtes und Halses dargestellt sind. Diese Muskeln bewegen unser Gesicht und teilweise den Hals. Sie gestalten unsere Mimik und beeinflussen die darüberliegende Haut sowie die Falten.

Denken Sie sich in diese Muskeln hinein. Natürlich müssen Sie nicht alle auswendig lernen, aber versuchen Sie doch, sich ein paar wichtige zu merken (z.B. die Muskeln um Mund, Augen, Wangen). Nun schließen Sie die Augen und stellen sich die Muskeln, die Sie gleich beüben werden, vor Ihrem inneren Auge vor – ihre Lage, ihren Verlauf, ihre Konsistenz, ihre Funktion. Während der folgenden Übungsbeschreibungen komme ich immer wieder auf die jeweils aktivierten Muskeln zurück. Schauen Sie dann noch einmal die Abbildung dazu an, und prägen Sie sich diese ein.

Übungen für einen wohlgeformten Hals und ein schönes Kinn

Gute Kopfhaltung – ein Plus für den Hals

1. Übung

Setzen Sie sich gerade hin, und recken Sie den Kopf von den Schultern und aus dem Nacken nach oben. Schieben Sie das Kinn etwas zurück. Versuchen Sie, den Scheitel noch etwas höher zu strecken, und stellen Sie sich dabei vor, wie der Nacken sich kontinuierlich dehnt und die Halswirbelsäule auseinandergezogen wird (Verspannungen lösen sich). Dann lassen Sie locker und spüren der Entspannung im Nacken nach (Abb. 10).

Eine gute Kopfhaltung ist die beste Garantie für einen schönen Hals, auch in der Vorderpartie, sowie für ein straffes Kinn.

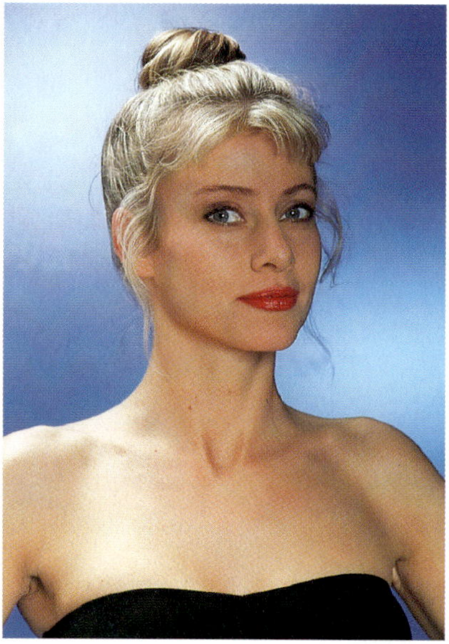

Abb. 10

2. Übung

Wie Übung 1, jedoch mit einem Buch auf dem Kopf.

a) Versuchen Sie, das Buch nach oben zu schieben. Die Schultern gleichzeitig nach unten ziehen. Dann wieder locker lassen. Je öfter Sie diese Kopfhaltung üben, um so mehr werden Sie sich auch im Alltag daran gewöhnen, eine »mannequinhafte«, anmutige, gesunde und somit »ideale Haltung« einzunehmen (Abb. 10).

b) Mit dem Buch auf dem Kopf durch das Zimmer gehen.

Ergänzung zu a) Heben Sie den Kopf empor, und verbleiben Sie 3 bis 4 Atemzüge lang in dieser Dehnungshaltung. Die Schultern lassen Sie dabei bewußt unten.

3. Übung

Recken Sie den Kopf nach oben, und drehen Sie ihn so weit wie möglich nach rechts. Der linke Kopfwender (Abb. 1a, Nr. 2) zieht sich zusammen. Die Spannung etwa 6 Sekunden halten, dann zur Ausgangsstellung zurückdrehen und entspannen. Die Übung nach der linken Seite wiederholen.

4. Übung

Wie Übung 3, jedoch nach dem Drehen des Kopfes das Kinn zur Schulter hin anziehen. Beachten Sie die Dehnung im Bereich der gegenüberliegenden Nackenseite. Dann das Kinn wieder heben und den Kopf zurückdrehen, entspannen.

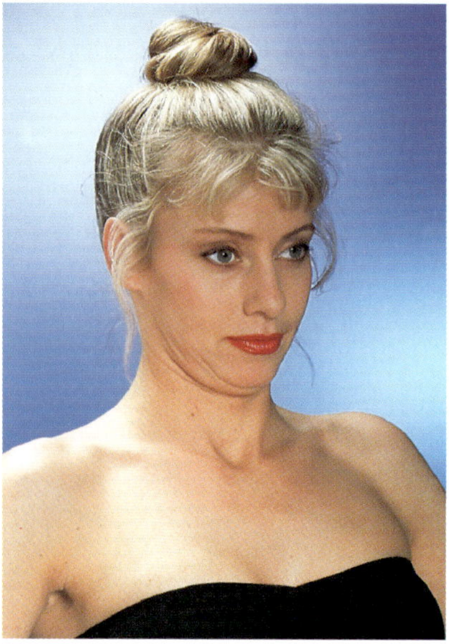

Abb. 11

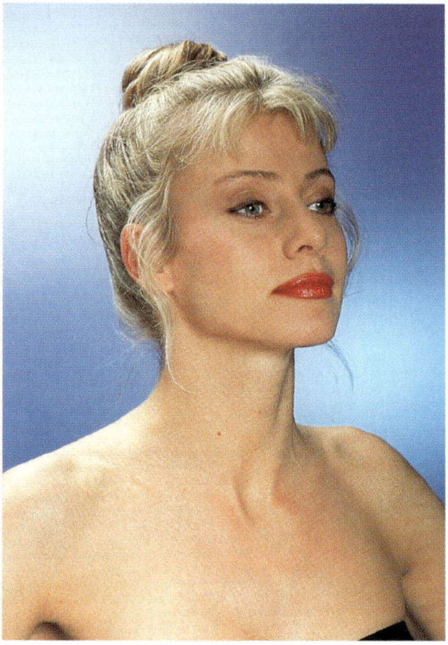

Abb. 12

5. Übung

a) Aufrecht sitzen und den Kopf emporrecken, dann das Kinn waagerecht zurückschieben (Abb. 11). Sie spüren die Dehnung im hinteren Halsbereich. Diese Übung hilft auch gegen Nackenverspannungen. Anschließend schieben Sie das Kinn so weit wie möglich waagerecht nach vorne. Jetzt wird die vordere Halshaut gestrafft (Abb. 12).

Achten Sie bei dieser Übung darauf, daß Rumpf und Schultern ruhig bleiben; nur Kopf und Hals bewegen sich.

Zu Anfang ist es leichter, wenn Sie einen Finger an das Kinn legen und versuchen, diesen wegzuschieben.

b) Wie a), jedoch den Kopf emporrecken, dann abwechselnd nach rechts und links drehen und aus dieser Drehung heraus das Kinn vor- und zurückschieben.

6. Übung

Die Zähne zusammenbeißen und das Kinn an den Hals drücken. Halten Sie die Spannung 6 bis 10 Sekunden, und nehmen Sie dabei das Zusammenziehen der vorderen Halsmuskeln und die Dehnung im Nacken bewußt wahr. Dann locker lassen und der Entspannung nachspüren.

7. Übung

Wie Übung 6, jedoch das Kinn nach unten drücken, dann den Kopf nach hinten neigen (mit zusammengebissenen Zähnen) und spüren, wie sich vorne der Kopfwender beidseits zusammenzieht. Hals und Kinn straffen sich. Achten Sie auf die gespannte Haut im vorderen Halsbereich. Dann aufrecht und gelöst entspannen.

Vorsicht: Bei Halswirbelsäulenproblemen lassen Sie diese Übung bitte aus.

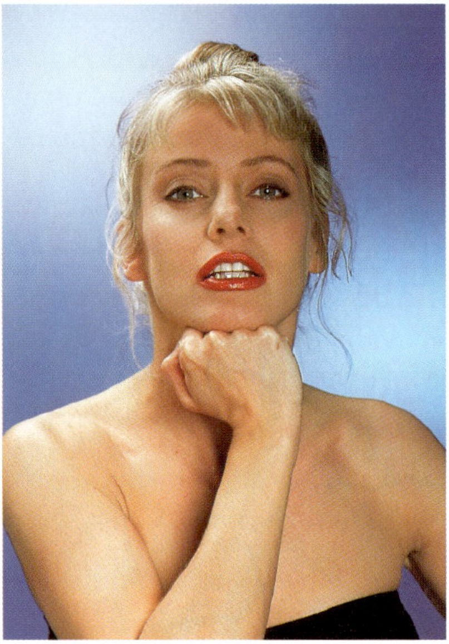

Abb. 13

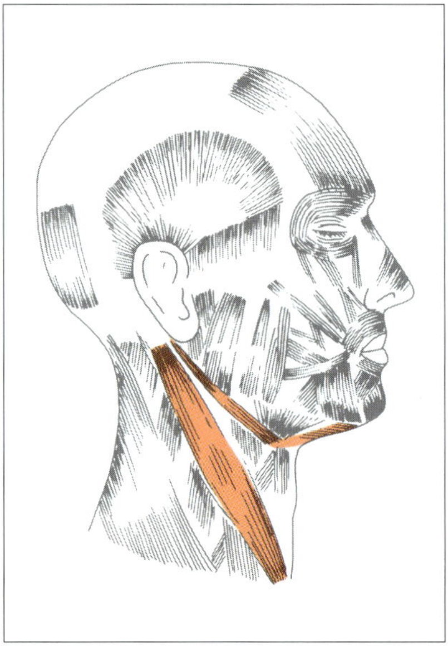

Abb. 14

8. Übung

a) Aufrecht vor einem Tisch sitzen. Einen Unterarm locker auf die Unterlage auflegen, den Ellenbogen des anderen Arms aufstützen (evtl. ein Buch unterlegen, damit Sie aufrecht sitzen) und die Hand gegen den Widerstand der Faust kräftig nach unten drücken. Nach etwa 6 Sekunden lockerlassen. Achten Sie darauf, daß keine Bewegung stattfindet. Der Mund bleibt geschlossen, das Kinn in gleicher Höhe. Sie spüren, wie die vordere Halsmuskulatur sich zusammenzieht (besonders beide Kopfwender). Die Schultern dürfen nicht hochgezogen werden und bleiben locker.

b) Wie a), jedoch den Unterkiefer gegen den Widerstand der Faust öffnen. Dabei zieht sich außerdem der zweibäuchige Kiefermuskel zusammen. Dies ist eine der besten Übungen gegen ein Doppelkinn (Abb. 13).

Bei dieser Übung treten übrigens die Kopfwender deutlich hervor (Abb. 14 u. 1b).

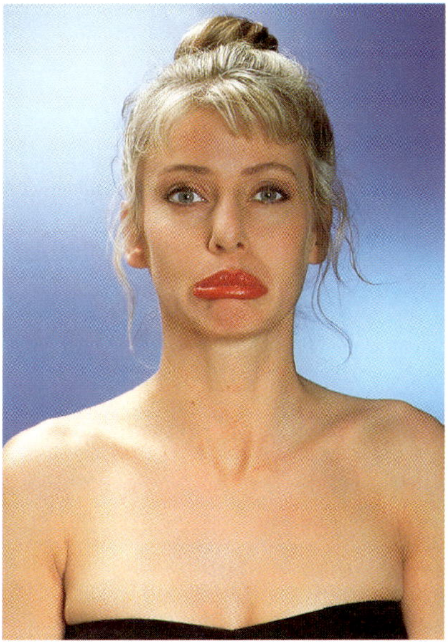
Abb. 15

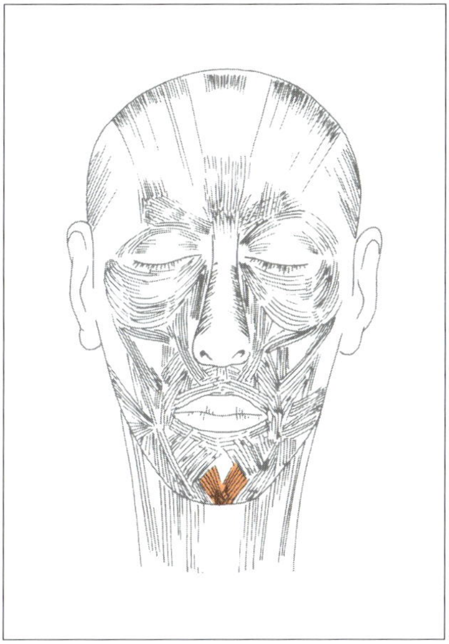
Abb. 16

Straffes Kinn wirkt jugendlich

9. Übung

a) Schieben Sie die Unterlippe so weit wie möglich vor, und stülpen Sie sie nach außen. Bilden Sie einfach eine Schnute (Abb. 15).

Halten Sie die Spannung. Ertasten Sie auf dem Kinnwulst, wie sich der Kinnmuskel zusammenzieht (Abb. 16 u. 1a, Nr. 22). Nach etwa 6 Sekunden entspannen Sie sich.

b) Versuchen Sie jetzt, die vorgestülpte Unterlippe so weit wie möglich in Richtung Nase hochzuschieben. Die Spannung etwa 6 Sekunden halten, dann entspannen.

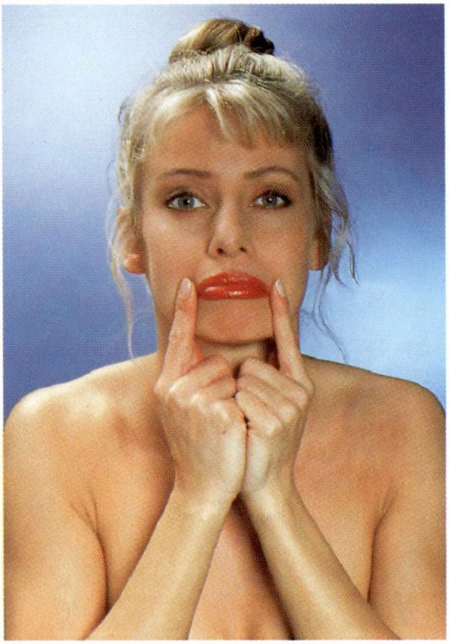

Abb. 17

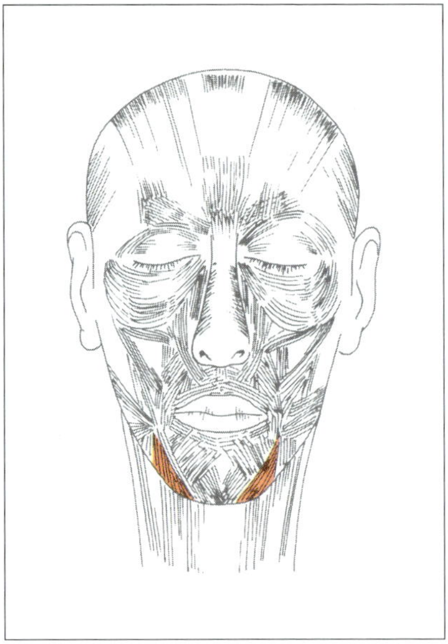

Abb. 18

10. Übung

Wie Übung 9, jedoch den Kopf leicht in den Nacken legen. Dann die Übung ausführen. Beachten Sie die Straffung im Kinn- und vorderen Halsbereich! Nach jeder Anspannung in die Ausgangsstellung zurückkehren und bewußt die Muskeln wieder entspannen.

Bei Nackenproblemen diese Übung unterlassen.

Sie können Übung 9 und 10 intensivieren, indem Sie außerdem gleichzeitig die Zunge kräftig gegen den Gaumen drücken. Dann konzentrieren Sie sich auf die Entspannung und halten den Kopf wieder aufrecht.

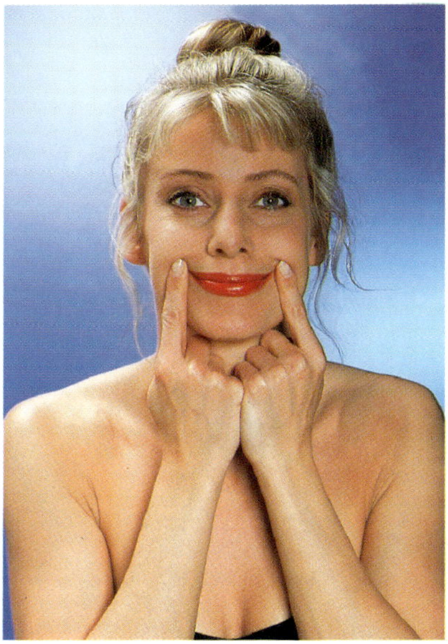

Abb. 19

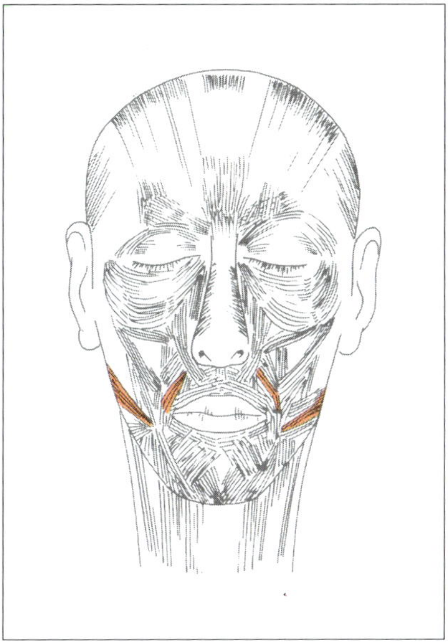

Abb. 20

11. Übung

a) Legen Sie beide Zeigefinger an die Mundwinkel, und ziehen Sie diese nach unten (Abb. 17). Betrachten Sie zuvor die Lage und den Verlauf der Mundwinkelherabzieher (Abb. 18 u. 1a, Nr. 23).

b) Sobald Ihnen die anfangs schwierige Übung gut gelingt, versuchen Sie, abwechselnd den rechten und den linken Mundwinkel herunterzuziehen.

12. Übung

Lächeln Sie, und ziehen Sie dabei die Mundwinkel noch höher. Wenn Sie wollen, legen Sie die Zeigefinger dorthin, wo sich die (Nasolabial-)Falten bilden (Abb. 19). Dann entspannen und fühlen, wie sich die Muskeln an dieser Stelle lockern (Abb. 20 u. 1a, Nr. 25).

Falls Sie unter herabhängenden Mundwinkeln leiden, sollten Sie diese Übung häufig ausführen.

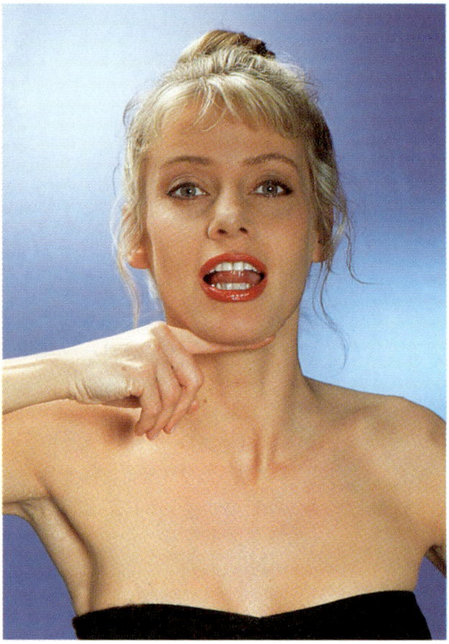

Abb. 21

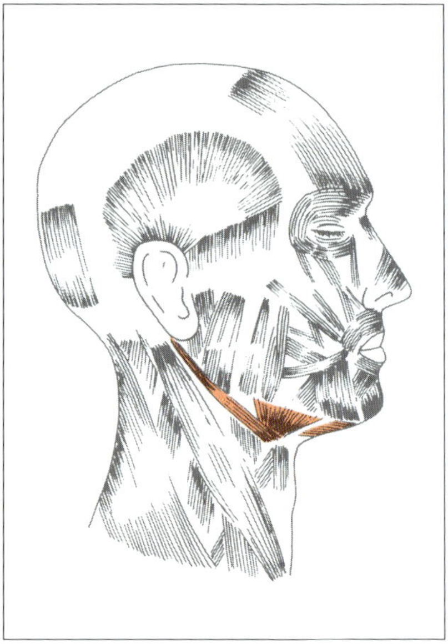

Abb. 22

13. Übung

Verbindung der Übungen 11 und 12:

Ziehen Sie die Mundwinkel nach unten, und halten Sie die Spannung 6 Sekunden. Dann die Mundwinkel wie zu einem Lächeln hochziehen und aufs neue die Spannung halten. Dann die Spannung lösen und spüren, wie dieser Bereich »auseinanderfließt« und gut durchblutet ist.

14. Übung

Bei geschlossenen Lippen die Zunge so stark wie möglich gegen den Gaumen pressen. Legen Sie einen Daumen unter das Kinn, und ertasten Sie, wie sich der Unterkieferzungenbeinmuskel (Abb. 21, Abb. 22 u. 1b, Nr. 20 u. 13) anspannt und wieder löst. Sehr wirkungsvolle Übung gegen ein Doppelkinn.

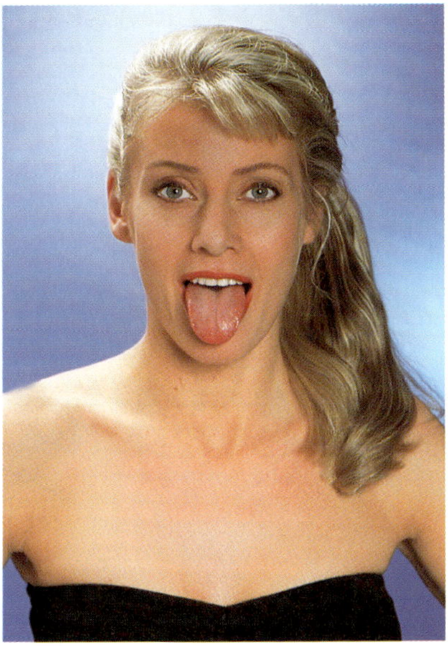

Abb. 23

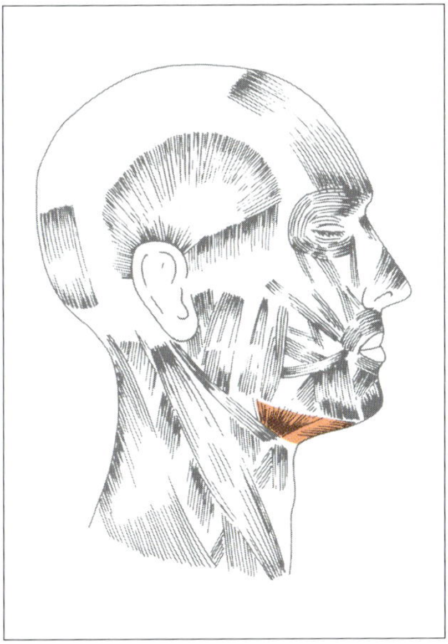

Abb. 24

15. Übung

a) Die gefalteten Hände an die Stirn legen. Dann das Kinn so kräftig wie möglich nach unten drücken, dabei die Hände auf der Stirn in die entgegengesetzte Richtung pressen. Spüren Sie die Anspannung im unteren Kinnbereich und teilweise im Nacken? Nach etwa 6 Sekunden wieder lockerlassen.

b) Wie oben und gleichzeitig die Unterlippe und die Mundwinkel kräftig nach unten ziehen. Auch wenn Sie jetzt sehr verbissen aussehen: Diese Übung strafft besonders den Unterkiefer- und Halsbereich. Wiederholen Sie danach Übung 12.

16. Übung

a) Strecken Sie die Zunge möglichst weit heraus, und zwar nach unten. Sie spüren dabei, wie der Unterkieferzungenbeinmuskel ganz kräftig angespannt wird (Abb. 23, Abb. 24 u. 1b, Nr. 20). Spannung mindestens 6 Sek. halten, dann lockerlassen und die Zunge gelöst in den Mund zurückgleiten lassen.

b) Zunge mehrmals hintereinander in alle möglichen Richtungen weit herausstrecken und wieder zurückziehen. Diese Zungenbewegungen sollen ganz bewußt und betont erfolgen. Dann genauso lange entspannen.

17. Übung

Beißen Sie die Zähne aufeinander, und ziehen Sie die Unterlippe ohne die Mundwinkel nach unten. Dabei zieht sich der Unterlippenherabzieher zusammen. Die unteren Zähne werden sichtbar (Abb. 1a, Nr. 21). Die Spannung halten, dann gelöst entspannen.

Die Wirkung dieser Übung wird verstärkt, wenn Sie gleichzeitig die Zungenspitze gegen den Gaumen drücken. Nach etwa 6 Sek. Mund-, Kinn-, Wangen- und Halsbereich entspannen.

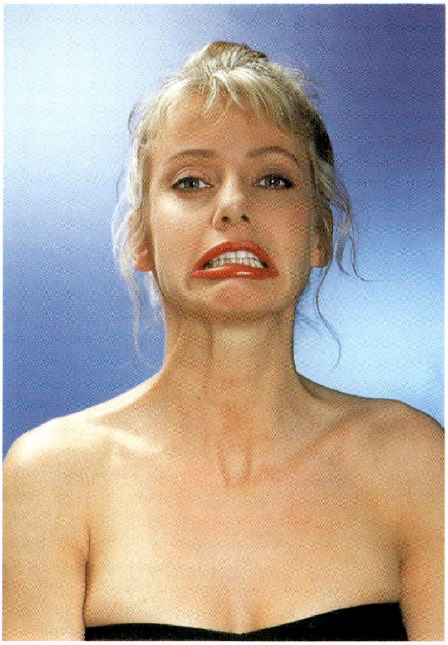

Abb. 25

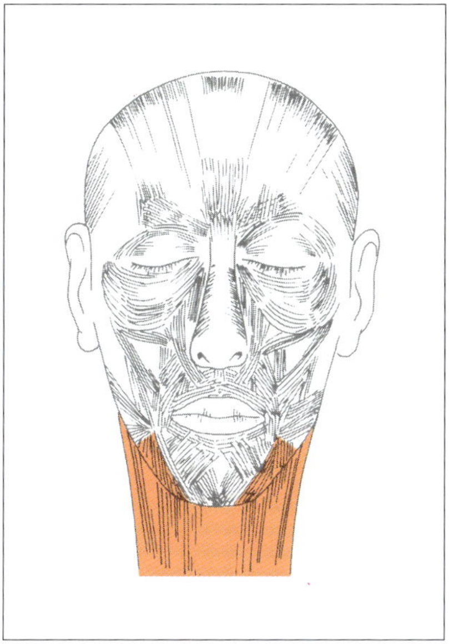

Abb. 26

18. Übung

Ziehen Sie die Unterlippe sehr kräftig nach unten, wobei die Zähne zusammenbleiben (Abb. 25). Dabei spannt sich der große Halshautmuskel, der direkt unter der Haut des Halses liegt und sich vom Unterkieferrand über das Schlüsselbein hinweg bis zur 2. und 3. Rippe erstreckt. Spüren Sie die Anspannung, und lassen Sie dann leicht und locker los. Genießen Sie die Entspannung (Abb. 26 u. 1a, Nr. 38).

19. Übung

Wie Übung 18, aber gleichzeitig beide Mundwinkel kräftig herunterziehen.

Dabei spannt sich der große Halshautmuskel, der die Haut an der Vorderseite des Halses straff erhält, noch mehr an.

Nach den letzten beiden Übungen jeweils Übung 12 wiederholen.

20. Übung

a) Reißen Sie Ihren Mund weit auf, und formen Sie das größte O, das Ihnen möglich ist (»a« sagen). Spüren Sie die Anspannung im Hals- und Unterkieferbereich. Besonders der Halshautmuskel tritt bei dieser Übung deutlich hervor (Abb. 1a, Nr. 38). Auch unter dem Jochbogen zieht sich ein kleiner Muskel (äußerer Flügelmuskel) zusammen. Nach der Anspannung den Mund gelöst schließen und die verbesserte Durchblutung in diesem Bereich spüren.

b) Wie a), jedoch den Mund so weit öffnen, daß die Zähne sichtbar werden. Legen Sie Zeigefinger und Daumen auf die Falten, die an Nase und Kinn entstehen.

c) Wie a), zugleich die Zunge weit rausstrecken. Beobachten Sie im Spiegel, wie sich dabei auch der Kinnboden kräftig anspannt. Sie können dies auch mit einem Finger kontrollieren.

21. Übung

Singen Sie nach der Tonleiter a) Aaaaaa ..., X ... /«ikssss«) ... lauter kurze A ... bzw. X. Öffnen Sie beim A ... den Mund ganz weit, beim X ... ganz breit. Dann entspannen.

b) Nun dehnen Sie die Laute: Aaaa ... , Eeeee ... (Mund ganz breit), Oooo ... (Lippen ganz eng). – Einige Male wiederholen. Die Mundbewegungen jedes Mal ganz betont ausführen.

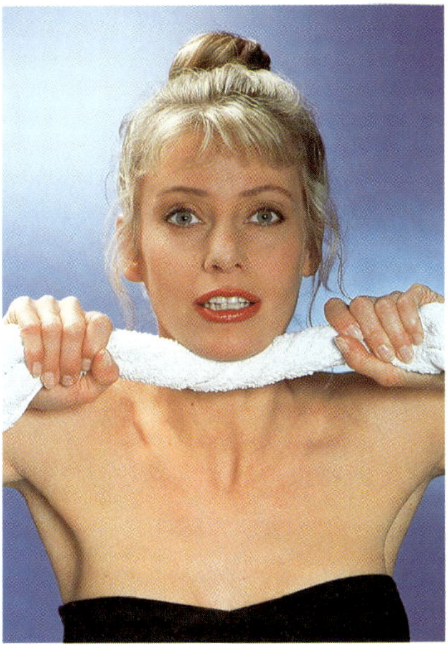

Abb. 27

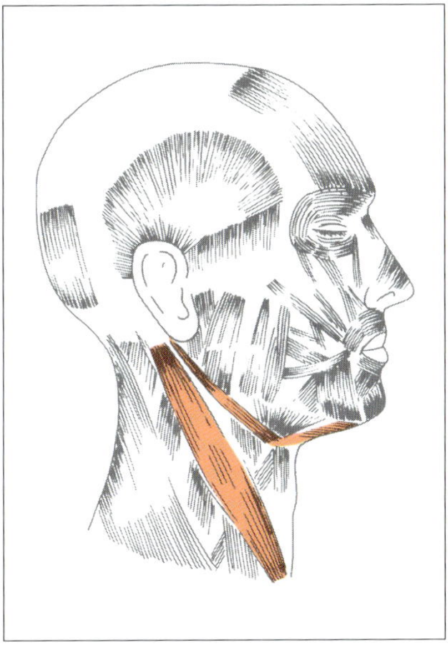

Abb. 28

22. Übung

Nehmen Sie ein kleines Gästehandtuch, und rollen bzw. wringen Sie es fest zusammen.

Halten Sie es unter das Kinn (achten Sie dabei auf eine aufrechte Haltung!). Jetzt öffnen Sie den Unterkiefer gegen das straff gehaltene Handtuch (Abb. 27, Abb. 28). Die Spannung etwa 6 Sek. halten, dann loslassen. 4- bis 6mal wiederholen.

Zwischen den Übungsschritten und am Ende den Unterkiefer mit dem Handtuch von vorne nach hinten ausstreichen.

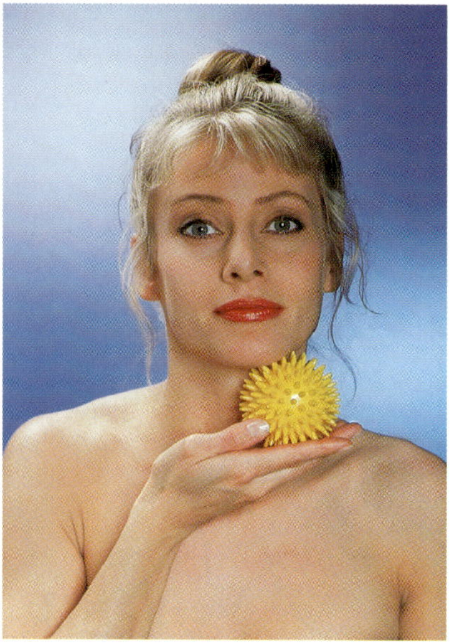

Abb. 29

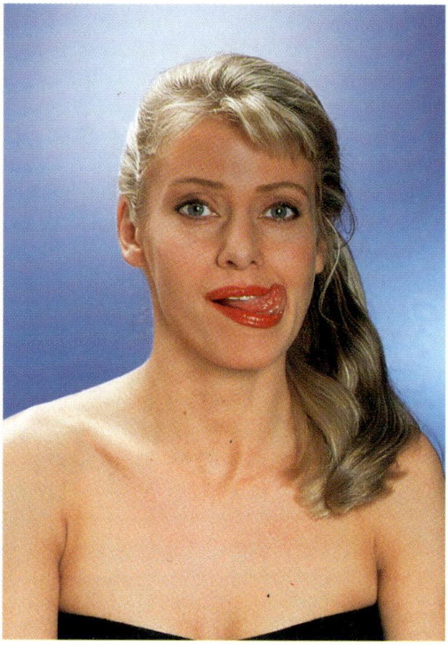

Abb. 30

23. Übung

Jetzt legen Sie ein stramm zusammengerolltes (gewrungenes) Handtuch von hinten um den Hals und halten die Enden fest. Dann den Kopf zur rechten Seite drehen, das Handtuch auf dieser Seite etwas anheben und den Unterkiefer öffnen und fest dagegendrücken. Nach etwa 6 Sek. die Spannung loslassen. 4- bis 6mal, dann die linke Seite. Entspannen. Während des Übens auf aufrechte Haltung achten.

24. Übung

Einen kleinen Noppenball am Unterkiefer entlang hin- und herrollen. Der Ball liegt dabei locker auf der Handfläche (Abb. 29). Dann den Ball unter dem Unterkiefer mit der Hand gut festhalten und dann den Mund gegen diesen Widerstand öffnen. Die Spannung halten, dann entspannen.

25. Übung: Zungenübungen

Wenn das Zungenbein angehoben oder bei fixiertem Zungenbein der Unterkiefer herabgezogen wird, werden die Unterkiefermuskeln gekräftigt, die ein Doppelkinn verhindern oder ein schon vorhandenes straffen.

Für viele Menschen sind dies unentbehrliche Übungen, besonders auch nach Diäten oder Schlankheitskuren, wenn die Haut unter dem Kinn erschlafft ist.

Führen Sie verschiedene Bewegungen mit der Zunge aus:

- »Leer« schlucken (oder Speichel) und bewußt das hintere Drittel der Zunge gegen den Gaumen drücken,
- Zunge zwischen die Lippen legen, so daß sie ein wenig rausschaut. Dann nach innen saugen, ohne daß sie ihre Lage verändert,
- mit der Zunge beide Wangen, Ober- und Unterlippe von innen ausstreichen,
- schnalzen,
- schmatzen,
- singen Sie auf lala-lala...,
- die Lippen mit der Zunge ablecken und umkreisen (Abb. 30),
- die Zunge einrollen und gegen den Gaumen drücken,
- die Zunge herausschnellen lassen und rasch zurückziehen,
- die Zunge weit herausstrecken: in Richtung linkes/rechtes Ohr, zum Kinn, zur Nase,
- die Zunge so weit wie möglich in den Rachen zurückziehen,
- mit der Zunge den gesamten Gaumen abtasten,
- die Zunge gegen die unteren Zähne drücken,
- die Zunge so einrollen, als ob Sie mit ihr ein Rohr bilden wollten.

Wichtig: Dazwischen immer wieder entspannen!

- die Zunge einrollen wie ein Rohr, dann weit vor- und zurückschieben,
- »llll« sagen und die Zunge fest gegen den Gaumen drücken (so lange wie möglich).

Übungen für eine schöne Mund-, Lippen- und Wangenpartie

Nasolabialfalten und Lippenfältchen glätten

1. Übung

Pressen Sie die Lippen so fest wie möglich zusammen. Sie können dabei die Mittel- oder Zeigefinger an die Mundwinkel legen, da, wo die Falten entstehen. Spüren Sie, wie der Mundschließmuskel (Abb. 32 u. 1 a, Nr. 6) sich anspannt. Dann lockerlassen und der Entspannung nachfühlen (Abb. 31).

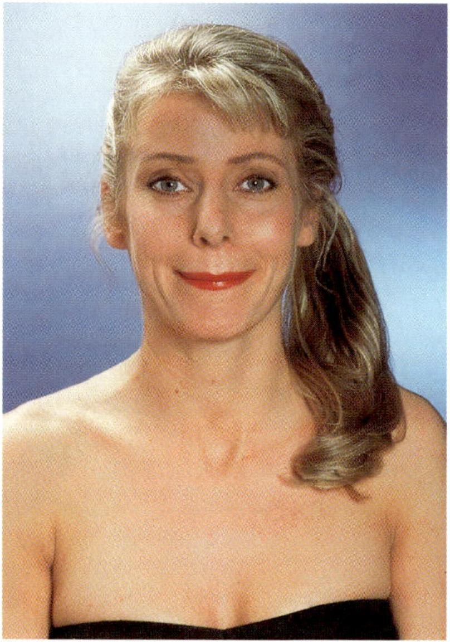

Abb. 31

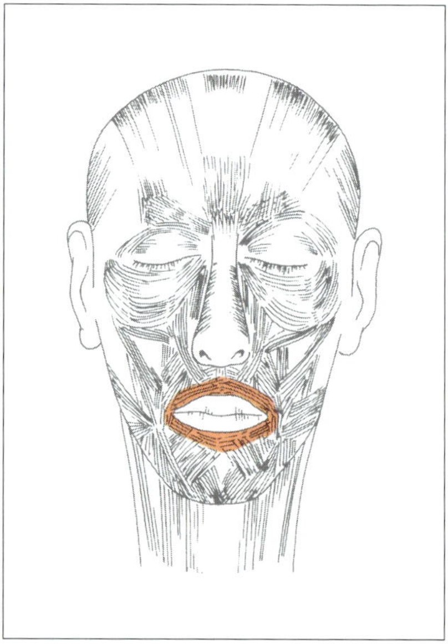

Abb. 32

2. Übung

a) Den Mund leicht öffnen. Zeige- und Mittelfinger an die Oberseite der Oberlippe legen. Dann versuchen, nur die Oberlippe hochzuziehen. Einzig der Oberlippenhebemuskel (Abb. 1a, Nr. 28) zieht sich zusammen. Anschließend entspannen.

b) Legen Sie einen Bleistift quer über die Oberlippe, und versuchen Sie, sie wie in a) hochzuziehen.

c) Halten Sie einen Bleistift über die Oberlippe, einen unter die Unterlippe. Versuchen Sie, während die Kauflächen der Zähne sich berühren, den oberen Bleistift mit der Oberlippe nach oben und den unteren mit der Unterlippe nach unten wegzudrücken. Dabei rollen Sie die Lippen um die Stifte und öffnen sie allmählich immer mehr gegen den Widerstand der Bleistifte. Die Lippen nehmen am Ende der Bewegung eine rechteckige Form ein.

Spüren Sie die Spannung im gesamten Mund- und Lippen- sowie teilweise im Kinn- und Halsbereich. Nach 6 Sekunden die Spannung langsam loslassen und diese Gesichtspartie bewußt entspannen.

3. Übung

Ziehen Sie die Oberlippe über die Unterlippe. Die Spannung halten. Spüren Sie die Anspannung im Mundwinkelbereich? Dann lockerlassen und der Entspannung nachfühlen.

4. Übung

a) Spitzen Sie die Lippen, als ob Sie pfeifen wollten, oder wie zu einem Kußmund. Drücken Sie die Lippen fest zusammen, und spüren Sie die Spannung rund um den Mund. Dann die Spannung loslassen und dem gelösten Zustand nachspüren.

Um Oberlippenfältchen zu vermeiden, können Sie beide Zeigefinger auf die Oberlippe legen.

b) Wie a), jedoch dazu die Nasenflügel zusammenpressen. Achten Sie auf die Spannung im Nasenflügelmuskel (Abb. 1 a, Nr. 26).

5. Übung

Sprechen Sie nacheinander deutlich die Laute A – O – E – U – Mmmmmm ...; den letzten Ton klingen lassen und die Vibrationen im Lippen- bzw. Mundbereich spüren.

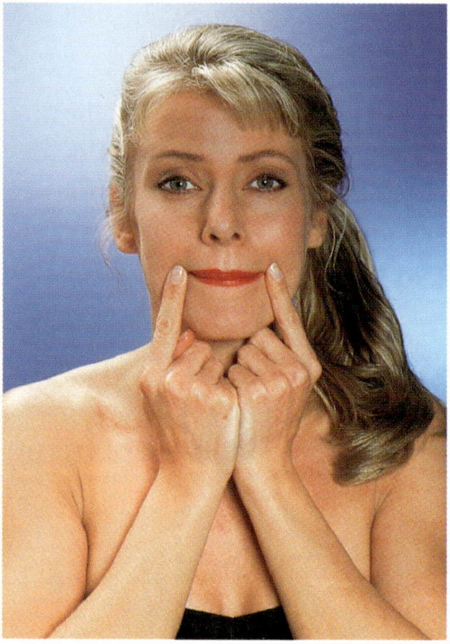

Abb. 33

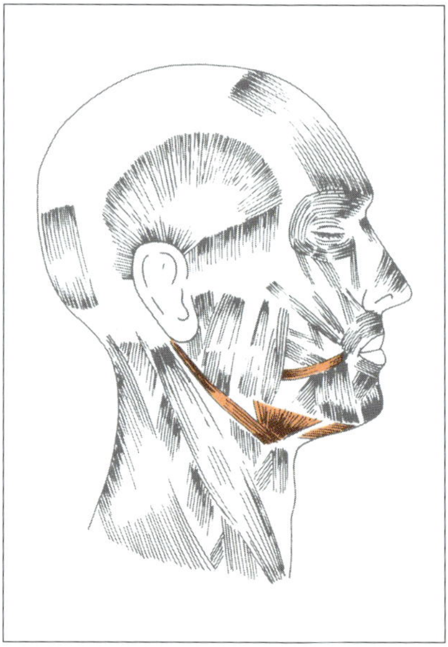

Abb. 34

6. Übung

a) Sagen Sie einige Male hintereinander: mmmaaaaa … mmmaaaa …. Beim »mmm« die Lippen breit und fest aufeinanderdrücken, beim »aaaa …« den Mund weit öffnen.

b) Sagen Sie einige Male hintereinander ganz schnell: »mamama …«, und bewegen Sie dabei die breitgezogenen Lippen rasch auf und ab.

c) 5mal (oder auch mehr), wie bei b), beim letzten »ma« den Mund weit öffnen. Danach Mund(-winkel) und Wangen ausklopfen.

7. Übung

a) Legen Sie die Zeigefinger an die Mundwinkel, damit sich dort keine Falten bilden. Dann die Lippen aufeinanderpressen und die Mundwinkel weit auseinanderziehen (Abb. 33).

Spüren Sie, wie der Lachmuskel (Abb. 34 u. 1 b, Nr. 25) sich zusammenzieht. Schließen Sie nun den Mund, als ob Sie pfeifen würden. Pressen Sie die Lippen fest gegeneinander, und nehmen Sie die Anspannung im Ringmuskel des Mundes (Abb. 1 a, Nr. 6) wahr. Dann entspannen.

b) Wieder die Lippen aufeinanderpressen, dann abwechselnd die Mundwinkel nach außen ziehen, als würden die Lippen hin und hergeschaukelt. Rechten Mundwinkel nach rechts ziehen, Spannung halten, dann lockerlassen, anschließend linke Seite üben. Diese Übung strafft die Wangen.

c) Genau wie b), jedoch jetzt die Mundwinkel abwechselnd seitlich hochziehen.

d) Wie c), jedoch mit leicht geöffnetem Mund.

8. Übung

a) Die Lippen zusammenpressen. Schaukeln Sie dann die Lippen 10- bis 20mal hoch zur Nase und nach unten zum Kinn, dann entspannen. Mundpartie sanft ausklopfen.

b) Schaukeln Sie einige Male hintereinander die Lippen hoch und runter, dann die Mundwinkel nach rechts und links zur Seite.

9. Übung

Schließen Sie den Mund zu einem Kußmund, und führen Sie mit den gespitzten Lippen dann kleinere und größere Kreise aus, links- und rechtsherum. (Natürlich sind dabei keine sehr großen Kreise möglich.)

10. Übung

Den Mund zu einem Kußmund schließen und zusammenpressen. Außerdem die Nasenflügel anspannen und zusammenpressen. Dann die Spannung loslassen und gelöst der Mund- und Nasenmuskulatur nachspüren.

11. Übung

Blähen Sie die Nasenflügel auf, rümpfen Sie die Nase, und ziehen Sie dabei die Oberlippe nach oben. Um eine Faltenbildung zu verhindern, können Sie die Zeigefinger auf den Verlauf des Oberlippenhebemuskels legen, der vom unteren Rand der Augenhöhle zur Nasenlippenfurche zieht.

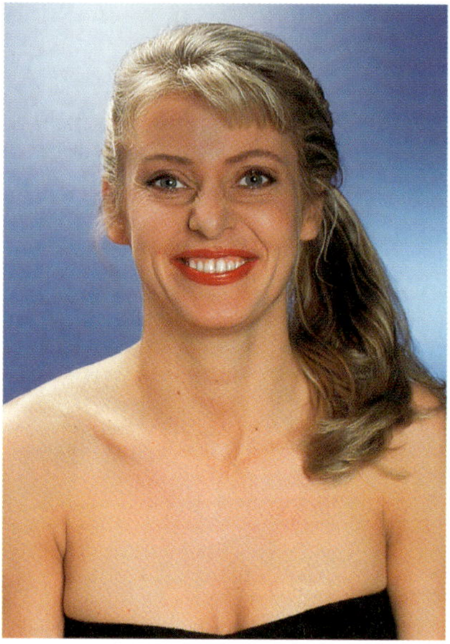

Abb. 35

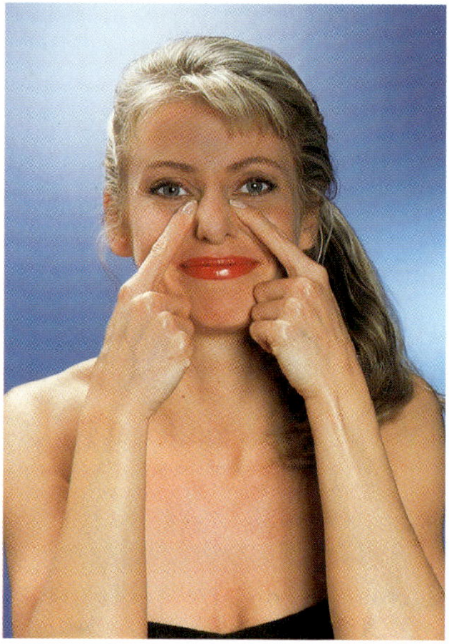

Abb. 36

12. Übung

a) Rümpfen Sie die Nase, als würden Sie etwas Unangenehmes riechen. Beachten Sie dabei die tiefe Falte, die quer über der Nasenwurzel entsteht. Der Muskel, der u.a. für das »Naserümpfen« verantwortlich ist und die Haut der Stirnglatze und der Augenbrauen herunterzieht, heißt »Stirnhautherabzieher« (Abb. 1a, Nr. 35). – Legen Sie während der Anspannungsphase beide Zeigefinger an die Stelle der Nasenwurzel, wo sich Falten bilden. Dann die Spannung langsam loslassen und dem soeben angespannten Muskel nachspüren. Beachten Sie auch, wie die Haut darüber jetzt gut durchblutet, glatt und weich ist (Abb. 36).

b) Übungsvariante: Legen Sie die Zeige- und Mittelfinger der rechten Hand an die Nasenflügel, so daß die Nase dazwischenliegt. Die Zeige- und Mittelfinger der linken Hand legen Sie über die Nasenwurzel. Rümpfen Sie nun die Nase, und ziehen Sie bewußt, gegen den Widerstand der Finger, die Stirn herunter. Die Spannung halten, dann lockerlassen.

Die Wangen festigen

13. Übung

a) Ziehen Sie die Ober- und Unterlippe straff über die Zähne nach innen. Spüren Sie die Dehnung im Oberlippen- und Kinnbereich. Die Übung kräftigt den äußeren Flügelmuskel, der am Kauakt beteiligt ist. Dieser zieht sich um so stärker zusammen, je weiter Sie bei geschlossenen Lippen den Unterkiefer vorschieben. Nach etwa 6 Sek. Anspannung entspannen.

b) Wie a), aber aus dieser Stellung heraus zusätzlich die Mundwinkel gegen die Zähne pressen. Dabei wird besonders der Wangenmuskel gekräftigt.

c) Wie a), aber außerdem die Mundwinkel zur Seite oder nach oben ziehen.

d) Erneut die Lippen über die Zähne ziehen und vor allem die Unterlippe nach innen saugen. Achten Sie darauf, wie glatt das Kinn wird.

Nach dem Entspannen Mund(-winkel), Wangen und Kinn ausklopfen.

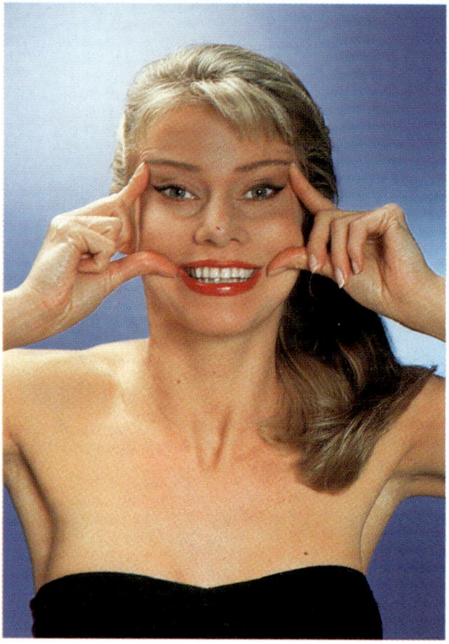

Abb. 37

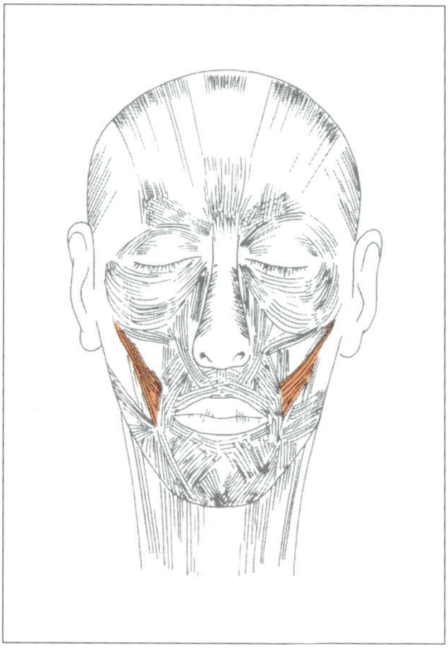

Abb. 38

14. Übung

Die Lippen zu einem Kußmund spitzen, dann in alle Richtungen bewegen. Stellen Sie sich dabei vor, Sie hätten einen Bleistift im Mund, mit dem Sie Striche und Muster zeichnen.

15. Übung

Setzen Sie Ihr strahlendstes Lächeln auf. Ziehen Sie dabei die Mundwinkel zu den Ohren hoch, als wollten sie diese berühren. Der Mund ist dabei leicht geöffnet, so daß man die obere Zahnreihe sieht (Abb. 37). Sie spüren nun deutlich die Anspannung im großen Jochbeinmuskel (Abb. 38 u. 1 a, Nr. 31).

Kneifen Sie die Augen nicht zusammen. Um Falten um die Augenwinkel und Mundwinkel zu vermeiden, legen Sie Daumen und Zeigefinger an die Mundwinkel und die äußeren Augenwinkel. Nach etwa 6 Sek. Anspannung bewußt entspannen.

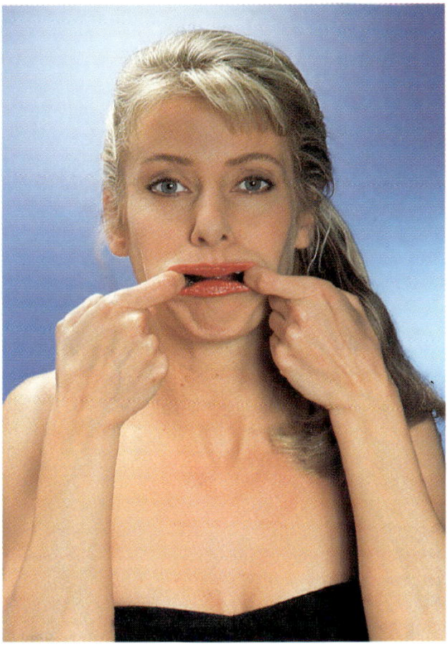

Abb. 39

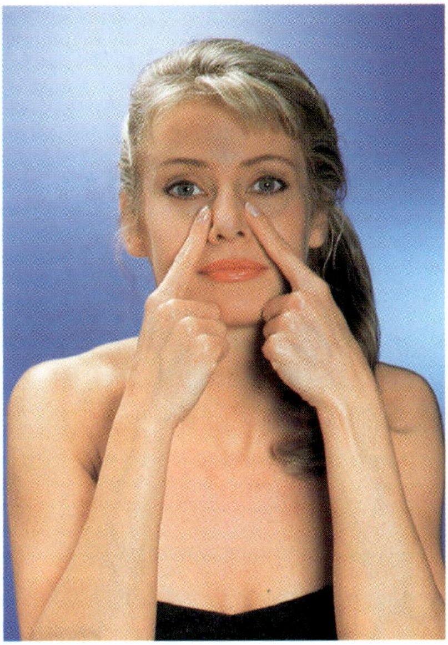

Abb. 40

16. Übung

Legen Sie bei leicht geöffnetem Mund die Zeigefinger von innen an die Mundwinkel, die Sie kräftig gegen den Widerstand der Finger nach innen ziehen. Dann lockerlassen (Abb. 39). Diese Übung kräftigt den Wangenmuskel (Abb. 1 b, Nr. 7). Außerdem werden die Oberlippenfältchen geglättet, wenn Sie gleichzeitig die Oberlippe bewußt nach unten ziehen.

17. Übung

Legen Sie die Zeigefinger genau auf die Nasolabialfalten (Abb. 40). Die Daumen liegen dem Unterkieferwinkel auf. Pressen Sie nun die Lippen fest gegeneinander, und ziehen Sie die Mundwinkel seitlich hoch. Spüren Sie die Anspannung unter Ihren Fingern. Danach pressen Sie die Finger fest auf die Nasolabialfalten und schieben die Finger leicht zum Ohr hin. Gegen diesen Widerstand schieben Sie nun die Mundwinkel nach innen und spitzen die Lippen. Danach entspannen. Mundwinkel und Oberlippe ausklopfen. Diese Übung kräftigt die Wangen, hebt die Mundwinkel an und glättet die Nasolabialfalten.

18. Übung

Legen Sie die Finger beider Hände flach auf die Wangen, und schieben Sie sie leicht nach außen in Richtung Ohr. Gegen diesen Widerstand ziehen Sie die Mundwinkel nach innen und spitzen ein wenig die Lippen. Spüren Sie die Anspannung im Wangenmuskel. Dann lockerlassen und bewußt entspannen.

19. Übung

a) Ausgezeichnet für die Kräftigung des Mundringmuskels und Glättung der Oberlippenfältchen ist die Korken-Übung: Schieben Sie einen Korken zwischen Ober- und Unterlippe. Pressen Sie die Lippen kräftig auf den Korken. Sie werden die Spannung schnell spüren. Nach etwa 6 Sek. entspannen.

b) Um die Nasolabialfalten zu mildern, schieben Sie den Korken zwischen die Lippen und legen die Finger auf die Wangen. Während Sie die Wangen sanft zum Ohr hin schieben, ziehen Sie die Mundwinkel gegen diesen Widerstand zusammen.

20. Übung

Den Mund zum Kußmund zuspitzen. Dann öffnen und schließen Sie Ober- und Unterlippe wie die Blütenblätter einer Blume. Spüren Sie die Kontraktion des Oberlippenhebers (Abb. 1 a, Nr. 28) und des Unterlippenherabziehers (Abb. 1 a, Nr. 21).

21. Übung

Spitzen Sie die Lippen, und legen Sie einen Finger oder Bleistift dazwischen: Kräftig dagegendrücken, dann entspannen.

22. Übung

Sagen Sie ein »Aaaaa«. Lassen Sie den Mund in dieser Position, während Sie sich vorstellen, daß Sie ihn schließen wollten (isometrische Anspannung).

23. Übung

Wie Übung 22, jedoch außerdem die Zeigefinger an die Mundwinkel legen und die Mundwinkel gegen die Zähne drücken. Spüren Sie die Wangenmuskeln?

24. Übung

Saugen Sie beide Wangen nach innen, so daß äußerlich ein Spalt bzw. eine kleine Höhlung entsteht. Der Trompeter- bzw. Wangenmuskel drückt die Wangen gegen die Zähne.

25. Übung

a) Blasen Sie die Wangen weit auf. Dann die Luft langsam bei fest geschlossenen Lippen entweichen lassen. Dabei zieht sich der Wangenmuskel zusammen (Abb. 1 b, Nr. 7).

b) Wie a), jedoch die Luft kraftvoll ausblasen, so daß die Kontraktion des Wangen- oder Trompetermuskels die geschlossene Mundöffnung sprengt.

Anmerkung: Durch das Zusammenziehen dieses Muskels kann die Luft auch unter erheblichem Druck ausgestoßen werden, wie z.B. beim Pfeifen oder Blasen eines Musikinstruments (Trompetermuskel!)

Mit Hilfe dieses Muskels werden beim Kauakt seitlich ausgewichene Speiseteilchen wieder unter die Kauflächen der Zähne geschoben.

26. Übung

Blasen Sie die Wangen auf, und schieben Sie die Luft von einer Seite zur anderen. 6- bis 10mal wiederholen, dann entspannen.

27. Übung

Blasen Sie die Wangen auf, und legen Sie Ihre Fingerkuppen darauf. Versuchen Sie, gegen den Druck der Finger die Spannung in den Wangen zu halten.

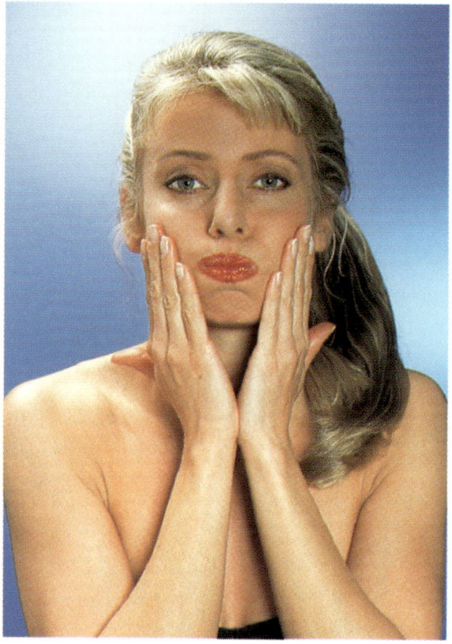

Abb. 41

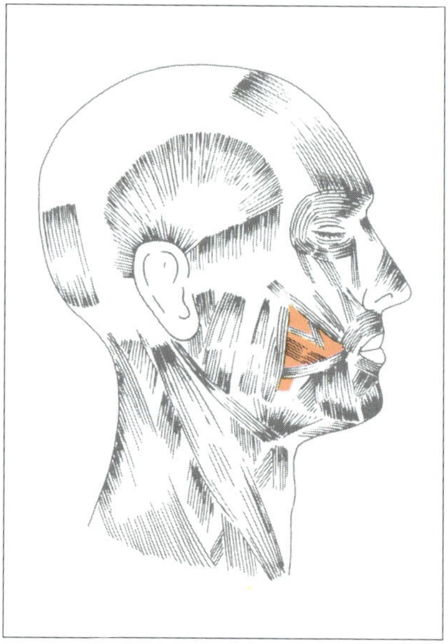

Abb. 42

28. Übung

a) Blasen Sie die Wangen auf. Tätscheln und beklopfen Sie dann die prallen Wangen mit den Fingerkuppen. Danach entspannen und dem Prickeln in diesem Bereich nachspüren (Abb. 41).

b) Die Spannung beim Beklopfen der Wange halten.

c) Die Luft beim Beklopfen der Wangen langsam herauslassen.

29. Übung

Atmen Sie aus, blasen Sie dabei die Wangen auf. Spüren Sie die Spannung im Wangenbereich. Dann wieder entspannen.

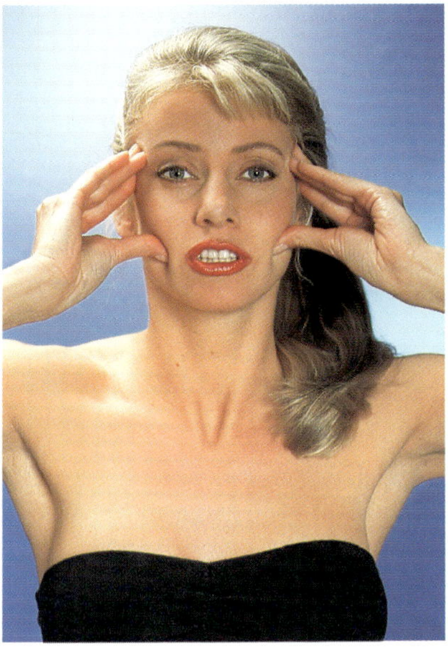

Abb. 43

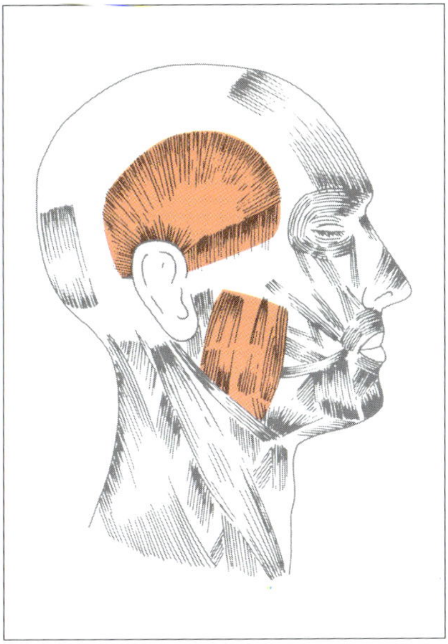

Abb. 44

30. Übung

Machen Sie übertriebene Kaubewegungen. Nehmen Sie die Anspannung des Kau- und Schläfenmuskels bewußt wahr. Diese »Zubeißermuskeln« heben den Unterkiefer (Abb. 44 u. 1 a, Nr. 1, sowie Abb. 1 b, Nr. 10). Beißen Sie auch mal bewußt auf die Zähne, und ertasten Sie mit den Daumen die Kaumuskulatur und mit den übrigen Fingern die Schläfenmuskulatur (Abb. 43). Nach einigen Sekunden lassen Sie die Spannung los und konzentrieren sich auf die Entspannung dieser beiden Muskeln. Verspannte Schläfenmuskeln sind eine häufige Kopfschmerzursache und beeinträchtigen die Konzentrationsfähigkeit.

31. Übung

Imitieren Sie die Saugbewegungen eines Babys, und nehmen Sie die Anspannung im Wangenbereich bewußt wahr. Diese Übung wirkt intensiver, wenn Sie dabei einen Bleistift in den Mund nehmen. Der Wangenmuskel wird gekräftigt, das (Doppel-)Kinn gestrafft.

32. Übung

a) Wangen weit aufblasen und die Luft fließend von einer Seite zur anderen hin- und herschieben, 6- bis 10mal. Entspannen.
b) Anspannung der aufgeblasenen Wangen etwa 6 Sek. halten, lockerlassen, dann die andere Seite.
c) Die Luft zwischen Ober- und Unterlippe hin- und herschieben, die Spannung halten, dann entspannen.

Falten an den Mundwinkeln vermeiden Sie, indem Sie die Zeigefinger dort auflegen.

33. Übung

Schieben Sie den Unterkiefer vor. Dabei zieht sich der äußere Flügelmuskel in der Nähe des Kiefergelenks zusammen. Spannung halten, dann loslassen. Anschließend den Unterkiefer zurückschieben und die Spannung halten. Dabei wird der hintere Teil des Schläfenmuskels aktiviert. Dann entspannen.

34. Übung

a) Nehmen Sie Ihre Oberlippe zwischen Daumen und Zeigefinger beidseits. Dehnen Sie die Oberlippe ein wenig nach außen unten. Versuchen Sie dann, gegen den Widerstand der festhaltenden Finger die Oberlippe zurückzuziehen. Nach einigen Sekunden loslassen und entspannen.

b) Die gleiche Fingerhaltung wie oben, jedoch liegen jetzt die Finger näher beisammen. Oberlippe mit den Zeigefingern von oben nach unten ausstreichen, und zwar immer mit dem rechten und linken abwechselnd. Die Daumen wandern dabei langsam in der Oberlippe von rechts nach links und wieder zurück.

Übungen für eine schöne Augenpartie

Training der Augenmuskeln und der benachbarten Muskeln

1. Übung

Legen Sie die Zeige- oder Mittelfinger an den Außenrand der Augenhöhlen. Schließen Sie die Augen, und spüren Sie, wie die Finger dadurch in Richtung Nase bewegt werden. Betrachten Sie zuvor den ringförmigen Verlauf des Augenschließmuskels (Abb. 46 u. 1 a, Nr. 8), der die Haut um das Auge herum zur Mitte hin zieht. Der Augenschließmuskel ist an der Verteilung der Tränenflüssigkeit beteiligt (Abb. 45).

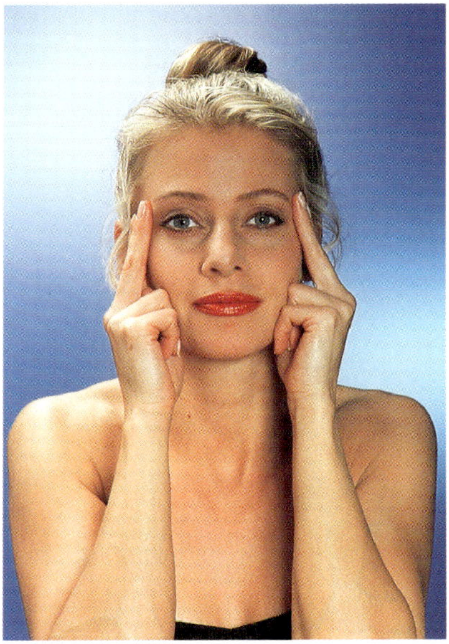

Abb. 45

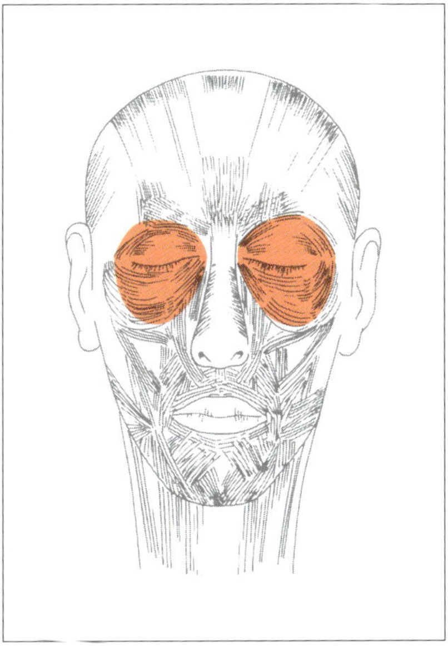

Abb. 46

Noch besser spüren Sie diesen Muskel, wenn Sie die Lider zusammenkneifen. Jedoch dabei immer ein oder zwei Finger auf die entstehenden Falten legen, damit keine »Krähenfüße« gefördert werden.

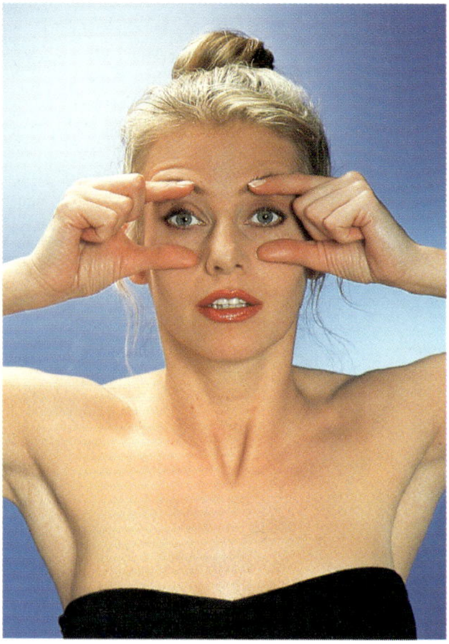

Abb. 47

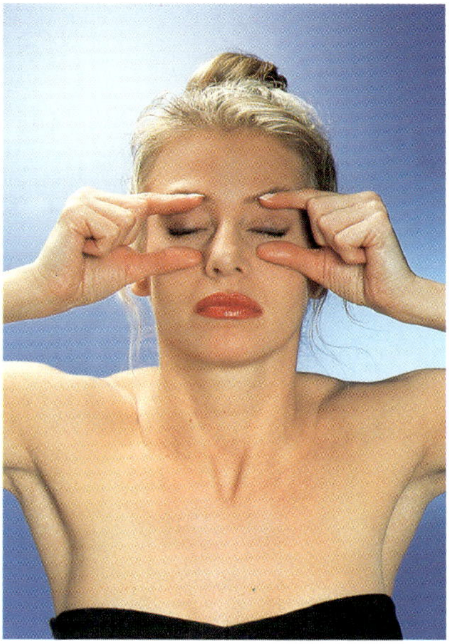

Abb. 48

2. Übung

Reißen Sie die Augen weit auf, so daß der Oberlidhebemuskel sich kräftig zusammenzieht (Abb. 49). Die Spannung 6 bis 10 Sekunden halten. Dann die Augen schließen und der Entspannung nachspüren.

3. Übung

Blinzeln Sie mit den Augen wie ein flatternder Schmetterling. Das entspannt die Augenmuskeln und bewahrt die Augen vor Überanstrengung.

4. Übung

a) Formen Sie mit Daumen und Zeigefinger eine »Brille« um die Augenpartie. Dabei die Haut ganz sanft und leicht nach oben und unten dehnen. Dann gegen den Widerstand der Finger 10- bis 20mal blinzeln. Dann Augen entspannen (Abb. 47, 48).

b) Ausgangsstellung wie oben: Augen schließen und das Oberlid gegen das Unterlid pressen. Die Anspannung etwa 6 Sek. halten, dann ausgiebig entspannen.

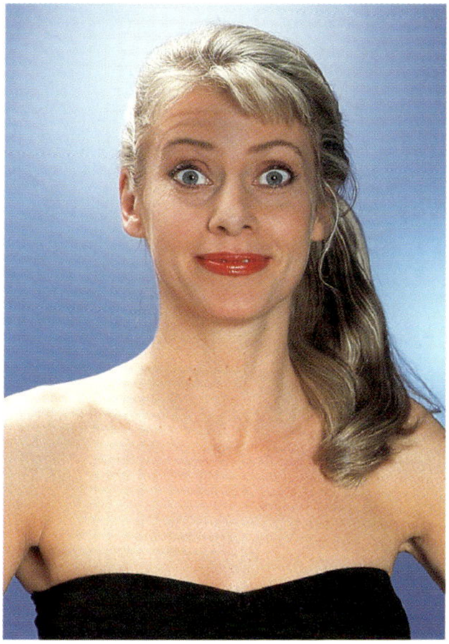

Abb. 49

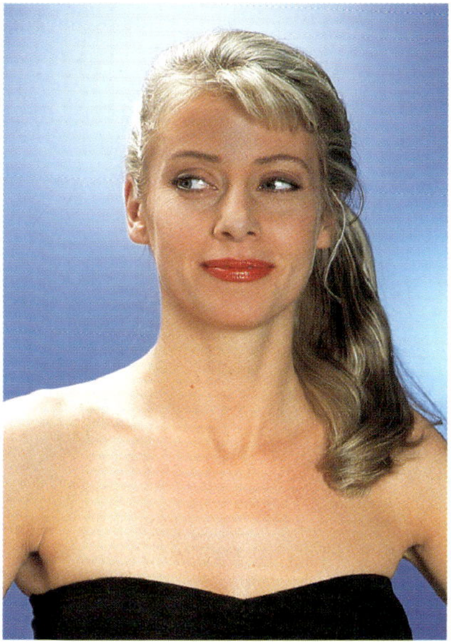

Abb. 50

5. Übung

Reißen Sie die Augen weit auf, und lassen Sie sie kreisen, rechtsherum, linksherum. Nehmen Sie dabei Ihre Umgebung bewußt wahr. Dann Augen bei geschlossenen Lidern kreisen lassen. Anschließend mindestens doppelt so lange entspannen (Abb. 49, 50).

6. Übung

Bringen Sie Ihre Ober- und Unterlider bis auf einen kleinen Spalt zusammen, und blinzeln Sie einige Male. Dann die Augen weit öffnen und in die Ferne schauen. Das hält die Augenmuskeln elastisch und geschmeidig. Nach 6 bis 10 Wiederholungen Augen schließen und entspannen.

7. Übung

a) Legen Sie die Zeigefinger locker unter die Augen. Dann gegen den Widerstand der Finger die Unterlider nach oben ziehen. Die Spannung etwa 6 Sek. halten, dann entspannen.

b) Versuchen Sie Übung a) abwechselnd mit dem rechten und linken Auge.

c) Wie a) und b), jedoch dabei Zeige- und Mittelfinger an die Außenseite der Augen legen (siehe Abb. 45)

d) Wie oben, jedoch mit geschlossenen Augen.

8. Übung

a) Reißen Sie die Augen möglichst weit auf, und ziehen Sie die Oberlider möglichst weit nach oben, bis das Weiße über den Pupillen erscheint. Die übrigen Gesichtsmuskeln sowie Hals- und Schultermuskeln bleiben entspannt. Die Spannung etwa 6 Sekunden halten, dann Augen schließen und entspannen.

Diese Übung kräft den Oberlidhebemuskel und wirkt gegen hängende Oberlider.

b) Durchblutungsfördernd für alle Gesichtsmuskeln: Augen wie oben, gleichzeitig den Mund weit aufreißen und eventuell auch die Zunge rausstrecken. Die Spannung halten, dann ausgiebig entspannen.

Müde Augen munter machen

9. Übung

Halten Sie einen Finger vor die Augen, und schielen Sie darauf. Schließen Sie dann die Augen, und schauen Sie in die Ferne, wenn Sie sie wieder öffnen. 10- bis 20mal wiederholen. Diese Übung entspannt die Augenmuskeln und entmüdet die Augen.

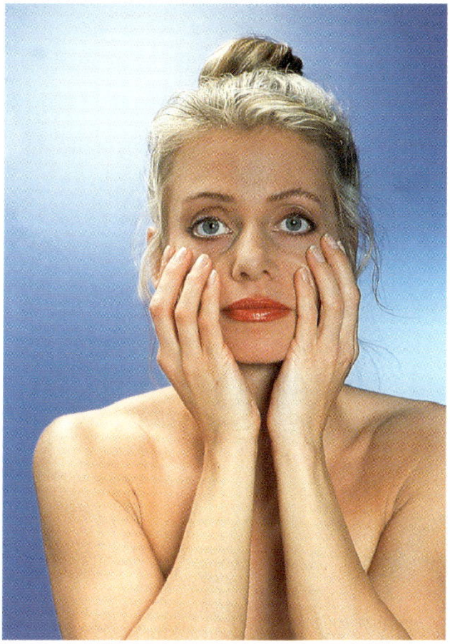

Abb. 51

10. Übung

Diese Übung kräftigt den unteren Teil des Augenringmuskels und beugt dadurch Tränensäcken und Krähenfüßen vor. Legen Sie vier Finger beidseits auf die Jochbeine, und ziehen Sie gegen den Widerstand des Augenringmuskels die unteren Augenlider hoch. Alle anderen Gesichtsmuskeln bleiben locker. Die Spannung 6 bis 10 Sek. halten, dann lockerlassen (Abb. 51).

Sie können diese Übung entweder mit geschlossenen Augen machen oder vor einem Spiegel. Dann können Sie die Unterlidbewegung genau beobachten.

11. Übung

Schauen Sie rechts hoch, links hinunter, links hoch, rechts hinunter; dann entspannen Sie kurz. Übung etwa 10mal wiederholen.

12. Übung

Halten Sie das rechte Auge mit einer Hand zu. Führen Sie die andere Hand vor dem linken Auge immer weiter weg und wieder heran. Einige Male wiederholen und dabei die Hand fest im Blick behalten. Dann die andere Seite. Diese Übung verbessert die Akkommodationsfähigkeit der Augen.

13. Übung

Reißen Sie die Augen weit auf, zählen Sie dabei bis sechs. Dann die Augen schließen und das Ober- fest auf das Unterlid drücken, wieder bis sechs zählen, danach die Augen entspannt ruhen lassen. 6- bis 10mal wiederholen.

Anmerkung: Lassen Sie bei all diesen Übungen den Atem ruhig und natürlich fließen (keinesfalls anhalten oder pressen).

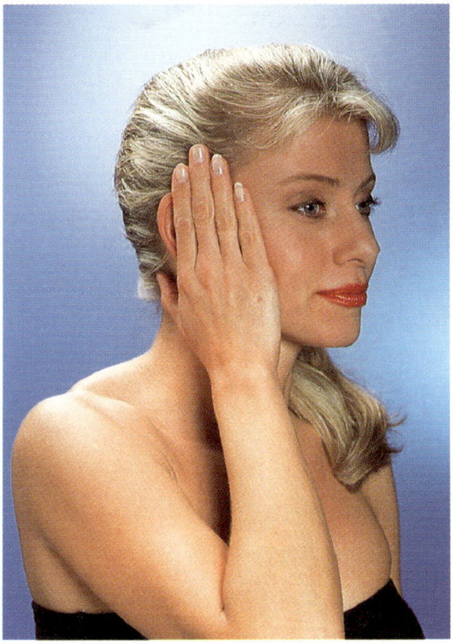

Abb. 52

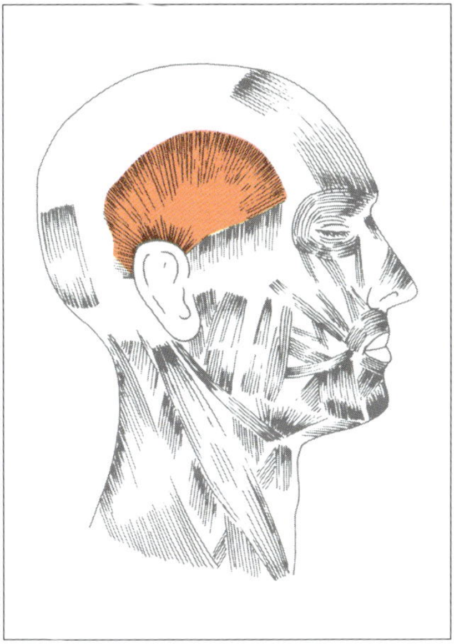

Abb. 53

14. Übung

Legen Sie die Finger an die Schläfen bis oberhalb des Ohres. Öffnen Sie jetzt etwas den Mund, und schieben Sie den Unterkiefer vor und zurück. Spüren Sie, wie sich beim Zurückschieben des Kiefers der Schläfenmuskel unter Ihren Fingern zusammenzieht (Abb. 53 u. 1 b, Nr. 10). Nach etwa 6 Sekunden die Spannung loslassen und entspannen (Abb. 52). Die übrigen Gesichtsmuskeln bleiben während der Übung locker.

Diese Übung beugt Krähenfüßen vor.

15. Übung

Auch bei dieser Übung wird der Schläfenmuskel angespannt.

Sie legen die Hände wieder auf die Schläfenmuskeln und beißen die Zähne kräftig zusammen. Spüren Sie die Anspannung? Nach etwa 6 Sekunden entspannen.

16. Übung

Legen Sie Ihre Hände an die Schläfen, und verschieben Sie die Kopfhaut nach hinten. Dies ist anfangs nicht ganz einfach, aber je mehr Sie ein Gefühl für Ihre Gesichtsmuskeln entwickeln, desto leichter wird Ihnen diese geringfügige, aber wirkungsvolle Bewegung gelingen. Sie kräftigen dabei den Schläfen-Scheitel-Muskel, der die Haut zwischen Auge und Ohr strafft (Abb. 1 b, Nr. 10).

Mit der Zeit werden Sie feststellen, daß sich sogar die Ohren bei der Anspannung nach hinten bewegen.

17. Übung

Legen Sie beidseits drei Finger an die Schläfen und den kleinen abgespreizten Finger über die Augenbrauen. Die Daumen stützen am Unterkieferrand und zeigen in Richtung Ohr. Ziehen Sie zuerst die Schläfenpartie nach hinten, und ziehen Sie gleichzeitig die Augenbrauen gegen den Widerstand der kleinen Finger nach innen.

Nach etwa 6 Sekunden entspannen und beidseits mit allen vier Fingern parallel langsam nach unten bis zum Hals, dann bis zum Schlüsselbein streichen.

18. Übung

Schieben Sie mit den Daumen die Augenbrauen nach oben. Dann die Augenlider gegen diesen Widerstand schließen und leicht zusammenpressen. Die Spannung einige Sekunden halten, dann entspannen. Sie können die Augenbrauen auch einzeln behandeln.

19. Übung

Die folgende Übung löst Verspannungen im Bereich der Augenbrauen und Schläfen und regt die örtliche Durchblutung an.

Fassen Sie die Augenbrauen im Bereich der Nasenwurzel zwischen Daumen und Zeigefinger, und verschieben Sie die Haut sanft auf dem darunterliegenden Knochen. Wandern Sie dabei auf den Augenbrauen von innen nach außen.

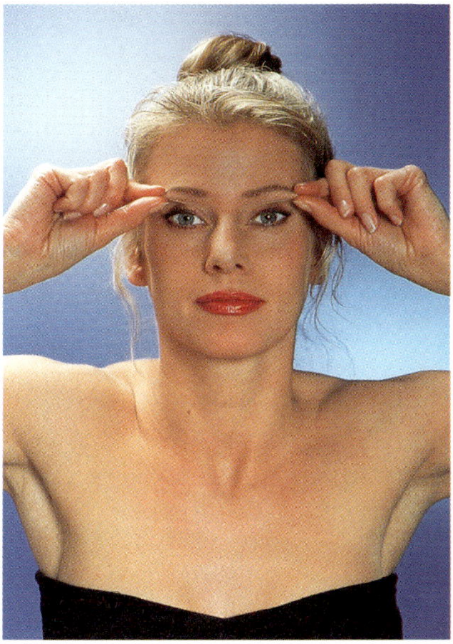

Abb. 54

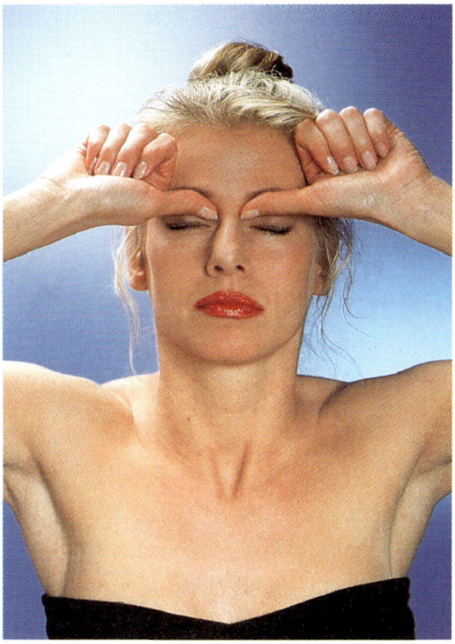

Abb. 55

20. Übung

Ausgangsstellung wie bei Übung 19: Führen Sie von der Nasenwand nach außen sanfte Zupfungen der Augenbrauen aus (Abb. 54). Auf die gleiche Weise können Sie auch die Haut unter den Augen von innen nach außen auf dem Jochbogen bezupfen, aber bitte nur ganz sanft.

21. Übung

Gegen müde Augen und Kopfschmerzen hilft folgende Übung:

a) Die Augenbrauen zwischen Daumen und Zeigefinger halten. Dann die Haut über und unter den Augenbrauen zusammendrücken, etwa 6 Sekunden halten, dann wieder loslassen. So können verschiedene Stellen auf den Augenbrauen behandelt werden.

b) Die Augenbrauen zwischen Daumen und Zeigefinger fassen, leicht abheben und kreisförmig bewegen.

Augenbrauen stets von der Nasenwurzel zu den Schläfen bearbeiten. Zum Abschluß der Übung die spannungsanfälligen Schläfen unter leichtem Druck kreisförmig massieren.

22. Übung

Relax-Punkt für die Augen. Schließen Sie die Augen, und drücken Sie mit den Daumen unterhalb des inneren Augenbrauenrandes fest gegen den Knochen, dort, wo Sie eine kleine Delle tasten (Abb. 55). Nach 5 bis 6 Sek. loslassen. Einige Male wiederholen.

Etwa 1 cm seitlich vom äußeren Brauenende finden Sie einen weiteren Druckpunkt, über den Sie die Augen, Augenbrauen und Schläfen entspannen (siehe Seite 54). Etwa 5 Sekunden drücken. Mindestens 3mal wiederholen.

Übungen für eine schöne Stirn

Stirn entspannen – Stirnfalten glätten

1. Übung

Legen Sie die Finger so auf die Stirn, daß ihre Spitzen sich berühren, und ziehen Sie Augenbrauen und Lider gegen den Widerstand der Finger nach oben. Wenn Sie Ihre Finger nicht auf der Stirn liegen hätten, würde diese sich in Falten legen. Sie spüren die Anspannung des Stirnmuskels. Halten Sie die Anspannung 6 bis 10 Sekunden, und genießen Sie dann die Entspannung im Stirnbereich. Die Stirnhaut fühlt sich an, als würde sie auseinanderfließen (Abb. 56; Abb. 57 u. 1b, Nr. 34).

2. Übung

Legen Sie die Finger zwischen die Augenbrauen. Ziehen Sie gegen den Widerstand der Finger die Stirnhaut nach unten. Dabei entsteht über der Nasenwurzel eine tiefe Querfalte, wie wir es vom »Naserümpfen« her kennen. Bei dieser Übung wird der Gegenspieler des großen Stirnmuskels trainiert, nämlich der Herabzieher der Stirnhaut und der Augenbrauen (Abb. 1 a, Nr. 35). Dann die Spannung loslassen und entspannen.

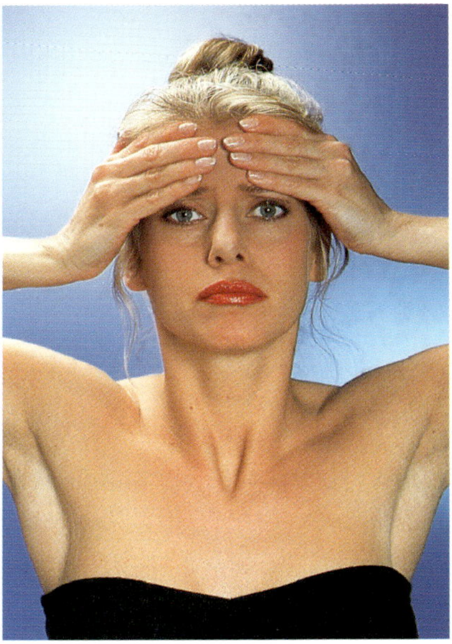

Abb. 56

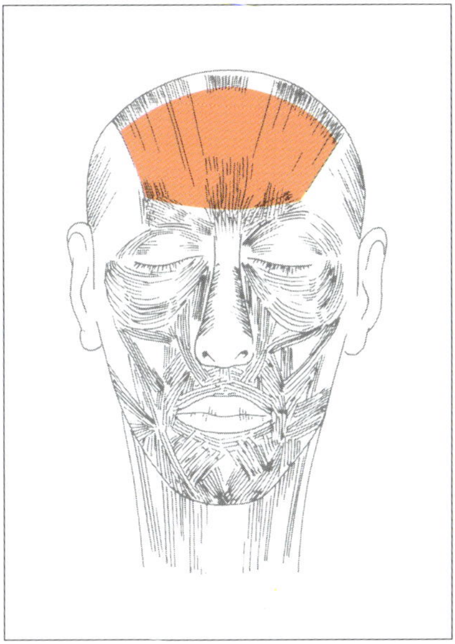

Abb. 57

3. Übung

Legen Sie die Mittelfinger links und rechts über die Augenbrauen. Ziehen Sie gegen den Widerstand der Finger die Augenbrauen zusammen. Spannung 5 bis 6 Sekunden halten, dann bewußt lösen (Abb. 58).

Der Druck der Finger bei dieser Übung verhindert, daß sich über der Nasenwurzel Falten bilden. Dafür ist ein kleiner Muskel, der »Stirnglatzenrunzler«, verantwortlich. Sobald er sich zusammenzieht, entstehen zwei senkrechte Falten zwischen den Augenbrauen und geben dem Gesicht einen unwilligen, mürrischen oder nachdenklichen Ausdruck (Abb. 59). Es ist wichtig, diesen Muskel erspüren und lokalisieren zu lernen, um ihn im Alltag bewußt entspannen zu können. Streß, Hektik, Ärger und Konzentration lassen ihn verspannen. Aus diesem Grund bilden sich häufig die senkrechten Zornesfalten.

4. Übung

Legen Sie die Hände auf den Kopf oberhalb des Haaransatzes. Schieben Sie die Kopfhaut nach hinten, und ziehen Sie gegen diesen Widerstand die Augenbrauen nach unten. Nach 6 bis 10 Sekunden die Spannung loslassen und bewußt entspannen (Abb. 60). Diese Übung kräftigt den Stirnhautherabzieher und glättet die Stirnhaut (Abb. 61).

Weitere Übungen, die unserem Gesicht guttun

Grimassen schneiden

Schneiden Sie die unterschiedlichsten und auch blödesten Grimassen! Bewegen Sie dabei Augen, Lippen, Zunge, Wangen, Unterkiefer, Nase etc., wie es Ihnen gerade in den Sinn kommt. Nach 10 bis 20 Sekunden lassen Sie Ihre Gesichtsmuskeln ganz entspannt und genießen diesen Zustand. Stellen Sie sich dabei vor, daß Ihre Gesichtszüge sich glätten wie die Oberfläche eines stillen Gewässers.

Kaugummi kauen

Das oft verpönte Kaugummikauen stellt ein gutes Training für viele Gesichtsmuskeln dar. Auch wenn Sie keinen Kaugummi zur Hand haben, können Sie die Kaubewegungen imitieren.

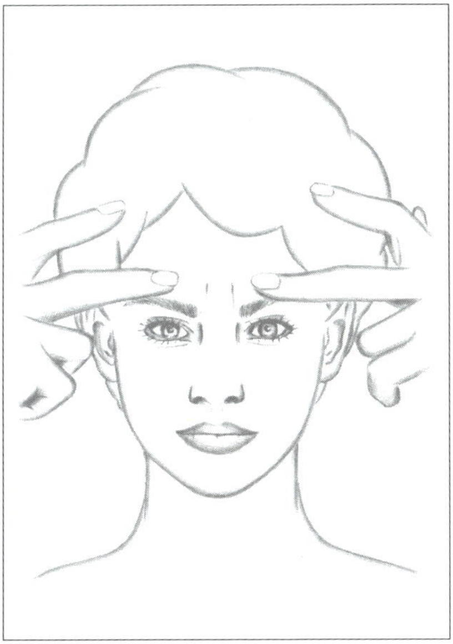

Abb. 58

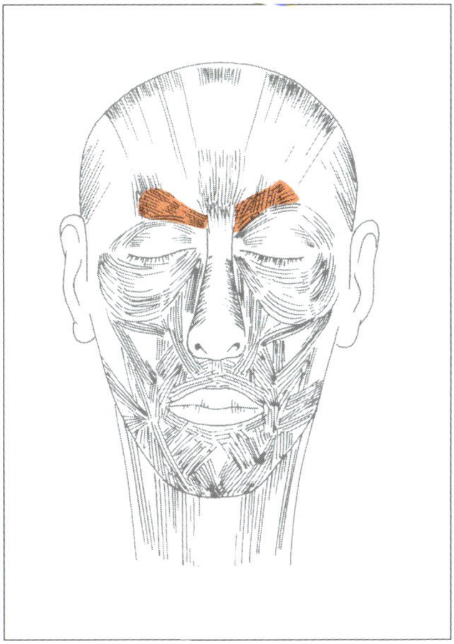

Abb. 59

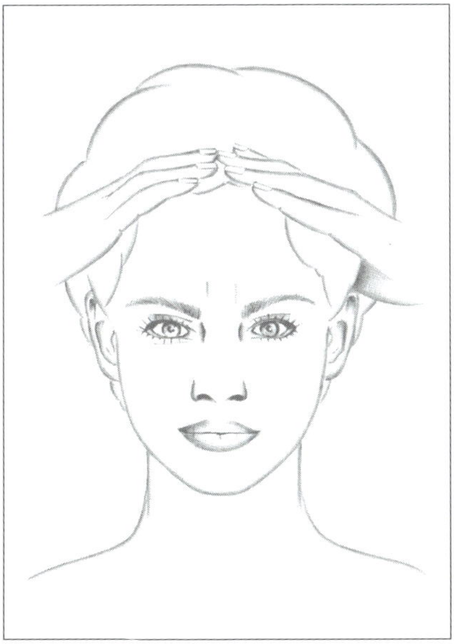

Abb. 60

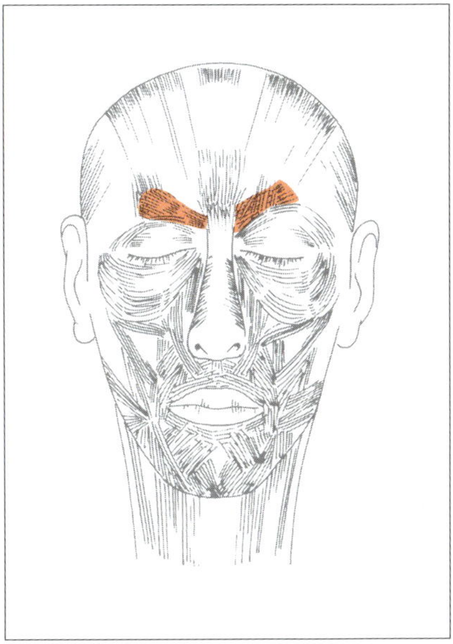

Abb. 61

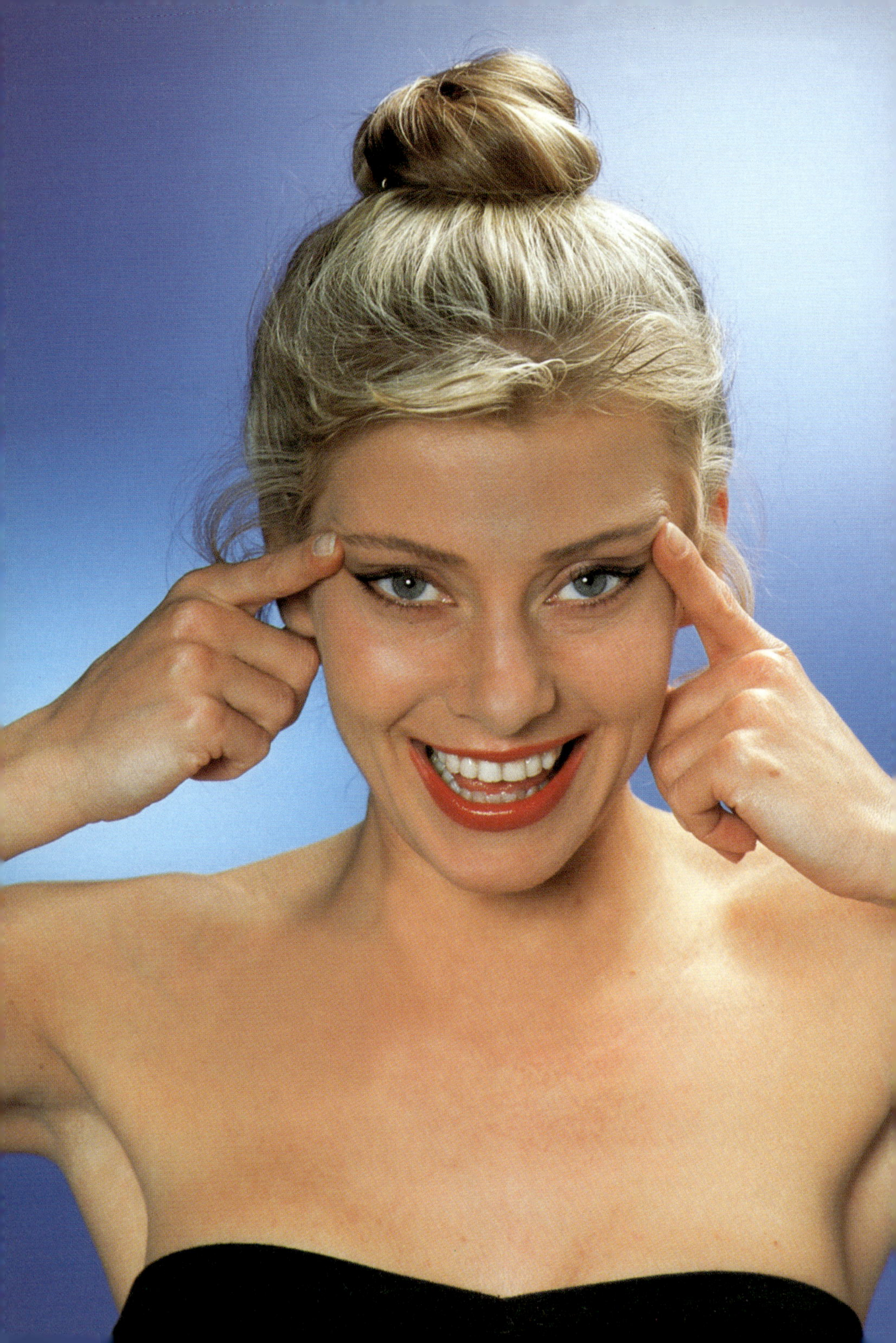

Die Praxis: Zusätzliche Maßnahmen, damit Gesicht und Hals frisch und fit bleiben

Dieser Teil bietet Ihnen ein buntes Spektrum nachhaltig wirksamer Maßnahmen. Gesichtsentspannung und entspannende Atmung bilden den Auftakt. Daran schließen sich präzise Anleitungen für die kunstgerechte Massage der einzelnen Bereiche des Halses und des Gesichts an. Sie erfahren außerdem Grundlegendes über Hautpflege, Bewegung im Freien, über Sauna und Gesichtsdampfbäder, über den Nutzen gesunder Ernährung und des Trinkens von Mineralwasser. Daneben wird Ihnen einleuchtend vermittelt, daß positives Denken nicht nur Geist und Seele wohltut, sondern auch attraktiv macht. Ganz zum Schluß lesen Sie noch, was Sie Ihrer Haut möglichst nicht zumuten sollten.

Entspannung

Wir leben in einer hektischen, von Streß bestimmten Zeit. Mancherlei Ängste, Leistungsdruck, Depressionen und weitere Bedrängnis prägen das Leben vieler Menschen.

- Entspannung kann leibliche, seelische und geistige Spannungszustände lösen, erstaunliche Energien freisetzen und dazu beitragen, uns von Nervosität, Angst- und Schmerzzuständen, Konzentrationsschwäche, Schlaflosigkeit etc. zu befreien. Ohne die richtige Atmung ist Entspannung undenkbar. Die bewußte tiefe, befreiende Atmung entspannt, erfrischt und regeneriert den ganzen Körper einschließlich der Haut, deren Durchblutung besonders profitiert.

- Entspannung ist auch ein wesentliches Element der Schönheits- und Gesundheitsgymnasik. Schmerzhaft verspannte Muskeln lassen sich oft durch bewußte Entspannung deutlich bessern. Deswegen sollten Sie auch während der Gesichtsgymnastik jeweils auf genügend lange (nicht nur 1 bis 2 Sek. angedeutete) und bewußt erlebte Entspannungsphasen achten.

Eine ausgezeichnete Hilfe beim Entspannungstraining können Ihnen Übungskassetten und -CDs mit geeigneter Hintergrundmusik bieten. Im Anhang werden Kassetten und CDs empfohlen. Wir kommen nun zur Praxis der Gesichtsentspannung.

Die Gesichtsentspannung

Übungen

Finger über das Gesicht gleiten lassen

Wir beginnen mit einer Visualisierung, die mit Hilfe der bereits erwähnten Kassette leichter eingeübt werden kann: Schließen Sie die Augen, und legen Sie die Hände auf das Gesicht, wobei die Fingerspitzen auf der Stirn und die Handballen auf dem Kinn ruhen. Atmen Sie einige Male ruhig, tief und gelöst ein und aus. Stellen Sie sich Ihre Augäpfel wie zwei Juwelen vor, die tiefer und tiefer in einen stillen See sinken oder in einen Brunnen wie bei Frau Holle. Unten angekommen, befinden Sie sich auf einer weiten, grünen Wiese.

Schauen Sie sich um, was es hier alles zu sehen gibt. Das Gras ist tief grün, Blumen blühen, ein Schmetterling flattert umher … .

a) Atmen Sie nun durch die Nase ein, dann langsam durch den Mund aus, und lassen Sie dabei die leicht gekrümmten Finger locker abwärts über das Gesicht gleiten (Abb. 62).

Fühlen Sie, wie sich über das ganze Gesicht Entspannung ausbreitet. Schon durch die leichte Berührung der Fingerspitzen werden die Muskelverspannungen sozusagen weggewischt.

b) Wie a), jedoch lassen Sie die Finger jetzt noch weiter abwärts gleiten über Kinn und Hals bis zu den Schlüsselbeinen und zum Brustbein, dann noch zu den Achseln hin ausstreichen. Stellen Sie sich dabei vor, wie Sie alle Spannung, alles Verbrauchte und alles Belastende aus Ihrem Gesicht, den Augen, dem Kopf und selbst dem Geist wegstreichen und wegwischen.

Diese Übung ist besonders wohltuend für Menschen, die viel am Computer sitzen und/oder häufig unter Augen-, Kopf- und Nackenschmerzen leiden.

c) Die Hände wie bei a) über das Gesicht legen und beim Ausatmen nach außen zu den Ohren und abwärts gleiten lassen.

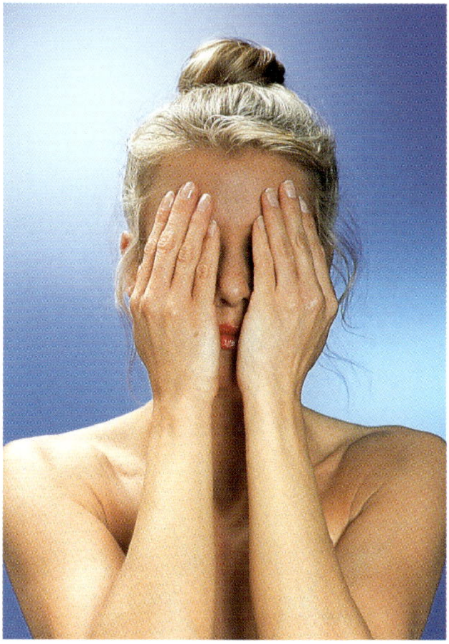

Abb. 62

d) Wie c), jedoch die Hände nach außen bis zum Hinterkopf gleiten lassen und dann hinab an der Halswirbelsäule entlang bis zu den Schultern.

e) Legen Sie die Fingerkuppen jetzt auf das Schädeldach, und lassen Sie sie am Hinterkopf abwärts bis zum Nacken gleiten.

Am Schluß einer Übungsphase schütteln Sie jeweils die Finger aus, um so die Spannung aus Ihren Händen abzuleiten.

Entspannung und Anregung der Durchblutung und des Lymphflusses durch Akupressurmassage

a) Legen Sie die Fingerkuppen beider Hände rechts und links über die Unterkieferknochen. Führen Sie unter leichtem Druck kleine und zunehmend etwas größere kreisende Bewegungen auf der Stelle aus. Behandeln Sie so Ihr ganzes Gesicht von unten nach oben. Abschließend diese Griffe am Haaransatz entlang anwenden (Abb. 63).

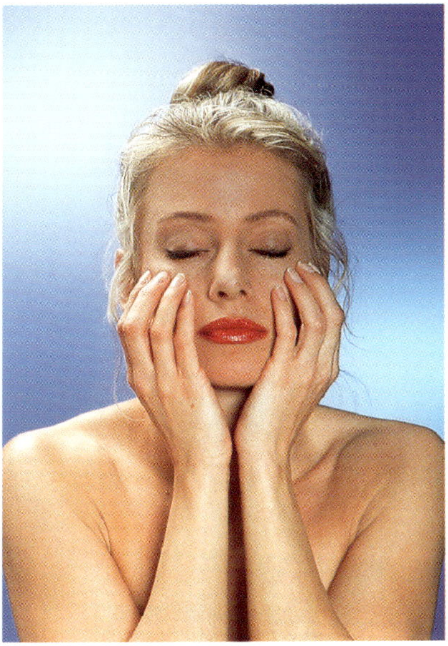

Abb. 63

b) Das gleiche auf dem Hinterkopf.

c) Wie a), jedoch pumpende Bewegungen immer von der Gesichtsmitte nach außen.

Entspannendes Atmen und Visualisieren

Konzentration auf die Nasen- und »Augenatmung«

Konzentrieren Sie sich auf den durch die Nase ein- und ausströmenden Atem. Nach einigen Atemzügen stellen Sie sich vor, daß die Luft auch durch Ihre Augen aus- und einströmt. Vergessen Sie dabei nicht, die Wangen-, Mund-, Kinn- und Zungenmuskeln locker zu lassen.

Konzentration auf die Nasenatmung

Die Wahrnehmung der Atmung bringt Entspannung. Konzentrieren Sie sich deshalb jetzt darauf, wie die Luft durch die Nasenlöcher in den Körper einströmt.

Dort gelangt sie in die Nasenhöhle, die durch die Nasenscheidewand in zwei Hälften getrennt ist. Der gesamte Innenraum ist von Schleimhaut überzogen. An den seitlichen Wänden der Nasenhöhle befinden sich jeweils übereinander drei Nasenmuscheln. Unter jeder Muschel liegt ein kanalartiger Raum: der untere, mittlere und obere Nasengang.

Das durch sie strömende Blut sorgt für die Erwärmung der vorbeiziehenden Luft. Die Vorwölbungen der Nasenmuscheln bewirken auch eine Vergrößerung der Gesamtoberfläche der Nasenschleimhaut. Diese Schleimhautfläche ist mit Flimmerhärchen ausgestattet, die Staubpartikel und andere Fremdkörper abfiltern. Die durchwirbelte Luft wird durch die Schleimhaut angefeuchtet. Zusätzlich befinden sich in der obersten Nasenetage Riechzellen, die über Nervenfasern mit dem Gehirn in Verbindung stehen.

Nehmen Sie nun bewußt wahr, wie die Luft durch die Nase an den Flimmerhärchen und den Riechzellen der Schleimhaut vorbeiströmt und sodann gut vorbereitet den Rachenraum passiert (Abb. 64), vorbei am Kehlkopf, die Luftröhre hinab über die Bronchien bis in die kleinen Lungenbläschen. Dort findet der Gasaustausch statt. Sauerstoff wird in das arterielle Blut abgegeben und gelangt auf diesem Wege in jede gut durchblutete Körperzelle. Kohlendioxid, das Endprodukt des Energiestoffwechsels der Zellen, wird über feine Haargefäße in das venöse Blut geschleust, mit ihm zurück in die Lunge transportiert und durch die Nase abgeatmet. Nehmen Sie diesen Vorgang der Atmung mindestens 5 Minuten lang bewußt wahr, und stellen Sie sich bildlich vor, wie Ihr Körper und auch die Kopf- und Gesichtsmuskeln Sauerstoff tanken und besonders beim Ausatmen wunderbar entspannen.

Gähnen

Eine vorzügliche, ganz natürliche entspannende Übung ist das Gähnen. Zunächst werden Gesichts-, Atem- und andere Körpermuskeln kräftig angespannt. Der Brustkorb weitet sich, und die Lunge nimmt besonders viel Sauerstoff auf. Danach wird die gesamte Spannung mit einem tiefen Ausatmen gelöst. Verbinden Sie die Ausatmung mit einem langen Seufzer.

Kopfhöhlen visualisieren

a) Schließen Sie die Augen, konzentrieren Sie sich auf die Innenräume Ihres Kopfes, und tasten Sie mit Ihrem geistigen Auge Ihre Nasen-, Augen-, Stirn- und Kieferhöhlen ab, jeweils zuerst rechts, dann links. Erfühlen Sie, wie allein die Konzentration Ihrer Gedanken die Höhlen Ihres Kopfes luftiger, freier und durchlässiger macht und entstaut.

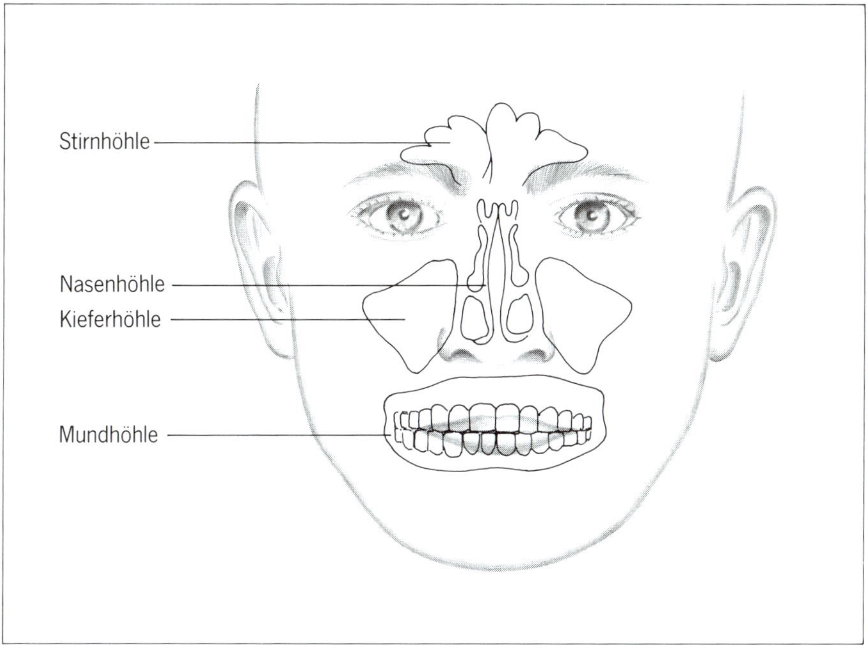

Abb. 64

b) Konzentrieren Sie sich ausschließlich auf Ihre Augäpfel. Stellen Sie sich vor, daß sie wie Juwelen langsam in einen tiefen, klaren See sinken. Wenn Sie den Grund erreicht haben, schauen Sie sich im Innenraum Ihres Kopfes um. Nach einer Weile lassen Sie Ihre Augen langsam wieder auftauchen, öffnen sie und nehmen Ihre Umgebung bewußt wahr.

Je häufiger Sie diese Übung ausführen, um so mehr werden Sie spüren, wie sich Verspannungen abbauen und der gesamte Kopfbereich leichter, luftiger, gelöster wird, außerdem das Denken klarer und die Gesichtszüge frisch, vital und lebendig.

Abklopfen mit den Fingerkuppen

Klopfen Sie Ihr Gesicht vom Kinn über Mund, Wangen und Nase bis zur Stirn mit den Fingerkuppen leicht und locker ab (Abb. 65). Fühlen Sie, wie gut das tut, wie sich ein angenehmes Prickeln und Kribbeln über das Gesicht breitet. Klopfen Sie auch Hals und Nacken sowie das Schädeldach und den Hinterkopf auf diese Weise ab.

Geben Sie sich anschließend ganz dem wunderbaren Gefühl der Entspannung, Lebendigkeit und Wärme hin.

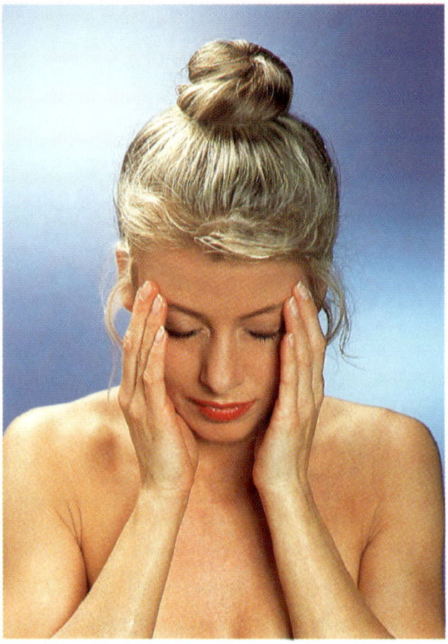

Abb. 65

Ausschütteln des Gesichtes

Begeben Sie sich in den Vierfüßlerstand: Schütteln Sie Ihren Kopf nun locker hin und her, und konzentrieren Sie sich auf ein Auslockern und Ausschlottern Ihrer Gesichtsmuskeln. Lassen Sie dabei ein »Puuuh …« ertönen.

Gesichtsmuskeln visualisieren

Diese Übung eignet sich gut als Abschluß der Gesichtsentspannung. Betrachten Sie zuvor noch einmal die Abb. 1a, b, damit Sie sich anschließend die Lage der Gesichtsmuskeln vorstellen können.

Schließen Sie dann die Augen, und stellen Sie sich die Muskeln Ihres Gesichts vor. Tasten Sie im Geiste die Muskeln um Mund, Nase, Augen und Ohren ab, ebenso jene im Bereich der Wangen und der Stirn. Wo fühlt sich Ihr Gesicht angespannt oder verkrampft an? Sehr häufig weisen die Kaumuskeln und die Kieferpartie einen erhöhten Muskeltonus auf. Wenn wir uns in Gedanken intensiv mit etwas beschäftigt haben, kann die Stirn noch angespannt bleiben.

Versuchen Sie nun, jeden Muskel des Gesichts mehr und mehr zu entspannen. Ihre Atmung unterstützt die Entspannung. Sie atmen frei und ungezwungen, wobei Sie sich darauf konzentrieren, alles loszulassen, was Sie bedrückt, verkrampft oder blockiert. Sie spüren, wie Ihr Atem die Gesichts- und Kopfmuskeln durchströmt und lockert. Gleichzeitig empfinden Sie, wie die Mund-, Wangen- und übrigen Gesichtsmuskeln auseinanderfließen. Währenddessen ruht die Zunge – die häufig allzu angespannt im Mund liegt – schwer und gelöst auf dem Mundboden wie in einem Körbchen.

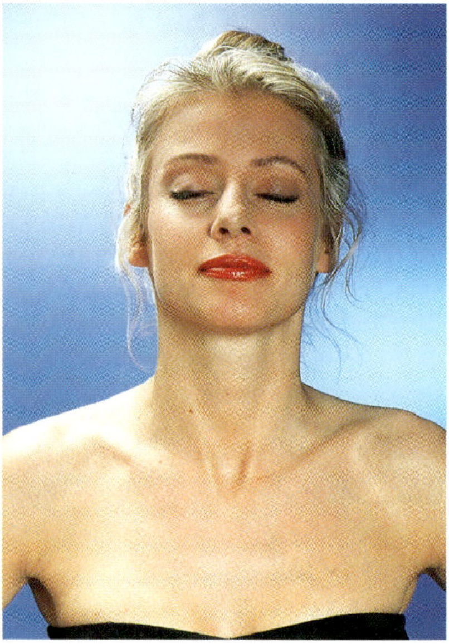

Abb. 66

Das innere Lächeln

Sitzen oder liegen Sie ganz bequem. Lächeln Sie sich dann innerlich zu, wie auf einem Ihrer Lieblingsfotos. Entspannen Sie dabei Ihr gesamtes Gesicht, auch den Kiefer und die Zunge, die schwer im Mund ruhen sollte. Spüren Sie, wie sich das Lächeln über das ganze Gesicht ausbreitet (Abb. 66).

Das innere Lächeln empfehle ich Ihnen besonders als Abschluß jedes Übungsprogramms.

Die Atemübungen

Die Atmung spielt für die Haut eine ganz entscheidende Rolle. Jede der Billionen Zellen in unserem Körper und in der Haut erneuert sich und scheidet verbrauchte Abfallstoffe *durch die Atmung* aus. Zudem trägt der Sauerstoff, den wir durch die Atmung aufnehmen, dazu bei, ständig Nahrung in Energie umzuwandeln. Der Stoffwechsel wird angekurbelt, die Durchblutung erhöht. Je mehr Sauerstoff unsere Haut erhält, desto besser wird sie durchblutet, desto rosiger und frischer sieht sie aus. Welke, müde, unreine oder auch kranke Haut kann durch bewußtes Atemtraining auf natürlichem Wege erfrischt, regeneriert und belebt werden. Denen, die sich gründlicher mit dem Thema »Atmung« beschäftigen möchten, empfehle ich das Buch »Atemtherapie und Atemgymnastik« (s. Seite 144).

- Richtiges, natürliches und tiefes Atmen ist die Voraussetzung für Gesundheit, Lebenskraft und gutes Aussehen. Der Körper wird entschlackt, Gifte werden schneller und gründlicher abgebaut. Außerdem werden durch das tiefe, natürliche, gleichmäßige, unverkrampfte Atmen Endorphine produziert. Das sind Hormone, die die Stimmung positiv beeinflussen.

- Atemübungen und erst recht Atemtherapie sind wichtige Verfahren zur Vorbeugung und Behandlung vielfältiger organischer und psychischer Probleme unter anderem auch bei Erschöpfungszuständen, Konzentrationsschwierigkeiten oder Hautleiden. Die Entspannung durch Atmen hilft, die körperlich-seelische Einheit wiederherzustellen und zu bewahren – die Grundlage für Zufriedenheit, Ausgeglichenheit, Ausstrahlung und natürlich eine schöne Haut.

- Bei den folgenden Übungen atmen Sie, wenn nichts anderes vermerkt ist, durch die Nase ein und durch den Mund aus.

1. Übung:

Bauchatmung in Rückenlage

Sie legen sich bequem auf den Rücken und stellen beide Beine auf. Dann beide Hände auf den Bauch legen und langsam einatmen. Fühlen, wie der Bauch sich hebt, das Zwerchfell die Bauchorgane nach unten und außen drückt und so der Lunge Platz schafft. Danach die verbrauchte Luft langsam durch die Lippen (Lippenbremse!) oder auf ein sanftes »s«, »sch« oder »fff« ausströmen lassen und fühlen, wie der Bauch sich senkt, das Zwerchfell sich entspannt und wieder nach oben steigt.

2. Übung

In der Dehn- bzw. Rutschbahnstellung (aus dem Fersensitz in den Kniestand, Arme nach vorne und beidseits des Kopfes auf den Boden ablegen: »Morgengebet«) 4 bis 5 Atemzüge lang oder auch länger ausharren. Dabei ruht die Stirn auf dem Boden. Diese Übung entlastet die Bandscheiben und verbessert die Blutzufuhr zu den Lungen und zum Gesicht, sie ist daher eine echte Schönheits- oder Verjüngungsübung. Dann langsam in den Fersensitz zurückgleiten und entspannen. Wenn Ihr Blutdruck erhöht ist, unterlassen Sie bitte diese Übung.

3. Übung

Auch im Sitzen kann die Bauchatmung trainiert werden:

a) Setzen Sie sich aufrecht auf einen Stuhl, und legen Sie die Hände locker auf den Bauch: Jetzt langsam einatmen und spüren, wie der Bauch weit wird. Dann ganz langsam wie in Übung 1 ausatmen und spüren, wie der Bauch wieder zurückschwingt. Dies ist nur eine kleine Bewegung. Werden Sie sensibel dafür.

b) Wie oben, jedoch konzentrieren Sie sich jetzt auf die Vollatmung. Beim Einatmen spüren Sie, wie sich zuerst der Bauch und die Becken-Leisten-Gegend, dann der mittlere Atemraum zwischen Nabel und Brustkorbmitte und zuletzt der obere Atemraum bis zu den Schultern ausdehnen. Die Schultern dürfen nicht hochgezogen werden.

Danach langsam und ausgiebig ausatmen, damit möglichst viel Abfallstoffe den Körper verlassen und die verbrauchte Luft weitgehend aus der Lunge entfernt wird.

4. Übung

Atmen Sie langsam ein, und stellen Sie sich dabei vor, wie jede Zelle der Haut mit dem lebenswichtigen Sauerstoff versorgt wird. Dann langsam ausatmen und sich bewußt machen, wie alle Stoffwechselschlacken abtransportiert werden.

5. Übung

Im Stehen oder Sitzen einatmend die Arme langsam hochheben, als ob Sie die Decke erreichen wollten, dann die Arme senken und dabei gelöst ausatmen.

6. Übung

Bedecken Sie die Stirn mit den Händen. Schließen Sie dabei entspannt die Augen, und konzentrieren Sie sich nur auf die Stelle, wo Ihre Hände liegen: Atmen Sie langsam zu Ihrer Stirn hin ein. Spüren Sie, wie dort in jede Zelle Sauerstoff eindringt. Dann atmen Sie gelöst aus und lassen bewußt alle Spannung und alle Abfallstoffe des Stirnbereiches in die Hände fließen.

Führen Sie die gleiche Übung aus, indem Sie die Hände auf folgende Stellen legen:

- die Augen,
- die Nase,
- die Schläfen,
- die Wangen,
- den Mund und das Kinn,
- den Hals (hier reicht eine Hand),
- den Hals von hinten (eine Hand),
- das Schädeldach,
- den Hinterkopf.

Sie können jede dieser zugleich entspannenden Übungen so lange ausführen, wie es Ihnen angenehm ist: 30 Sekunden, 2 Minuten, 5 Minuten.

7. Übung

Die Arme mit den Handflächen nach oben waagerecht vorstrecken, als ob Sie den wertvollen Sauerstoff umgreifen und zu sich herziehen wollten, dabei den Atem einströmen lassen. Dann ausatmend die Hände zum Brustkorb hin anziehen und gleichzeitig die Finger schließen.

8. Übung

Legen Sie Ihre Hände auf den Bauch. Atmen Sie zum Bauch hin ein. Spüren Sie, wie dieser sich weitet ... Dann langsam ausatmen und wahrnehmen, wie Bauch und Brustkorb enger werden.

9. Übung

Schließen Sie die Augen, und konzentrieren Sie sich auf Ihr Gesicht. Atmen Sie frei durch die Nase zu Ihrem Gesicht hin. Spüren Sie, wie das Gesicht Sauerstoff und Nährstoffe empfängt. Dann langsam durch den Mund mit der Luft alles »Schlechte«, Verbrauchte ausströmen lassen.

10. Übung

Im Stehen die Beine etwas grätschen, dann einatmend die Arme wie beim Gähnen abwechselnd nach oben recken. Anschließend die Arme und den Kopf senken und durch die Lippen ausatmen.

11. Übung

Diese Übung wirkt stark reinigend und vitalisierend: Halten Sie mit dem Daumen ein Nasenloch zu, und atmen Sie durch das andere langsam ein. Ziehen Sie den Atemstrom an den Riechzellen vorbei hoch in Richtung Gehirn. Dann mit dem Zeigefinger dieses Nasenloch zuhalten und durch das zuvor verschlossene ausatmen. 6- bis 7mal wiederholen, dann umgekehrt.

12. Übung

Im Stand beide Ellenbogen beugen und die Unterarme zum Körper ziehen. Dann die Hände abwinkeln, so daß die Handflächen nach oben zeigen. Strecken Sie die Arme jetzt langsam nach oben, und stellen Sie sich vor, daß Sie ein schweres Gewicht mit den Händen hochstemmen, dabei den Atem einströmen lassen. Anschließend die Arme langsam senken und am Ende der Bewegung die Hände anwinkeln und nach unten stemmen, dabei ausatmen.

13. Übung

Im Stehen beide Ellenbogen anbeugen und die Hände zu Fäusten schließen. Dann die Ellenbogen bis in die Waagrechte hochheben, gleichzeitig einatmen. Dann auf »huuu ...« ausatmen und währenddessen die Ellenbogen so lange immer wieder seitlich gegen den Brustkorb schlagen, bis der Luftstrom zu Ende ist.

14. Übung

Beide Hände seitlich an den Brustkorb legen. Bewußt gegen die Hände einatmen und spüren, wie der Brustkorb sich ausdehnt. Dann auf »fff ...« weich ausatmen und mit den Händen den Brustkorb sanft auspressen. Atmen Sie wie immer tief aus, damit die Lungen sich wirklich leeren und neuer, belebender Sauerstoff eindringen kann.

Massage von Gesicht und Hals

Keine Frage, mit einer sanften Gesichtsmassage verwöhnen wir unser Gesicht, die Haut und auch die Muskeln. Nur: Auf das Wörtchen »sanft« kommt es an. Wir müssen mit unserer Gesichtshaut äußerst behutsam umgehen. Eine Massage darf nur mit feinstem Fingerspitzengefühl und unter Verwendung eines Hautöls oder einer Creme durchgeführt werden (Abb. 67). Dann aber dankt es unsere Haut mit einem rosigen, glatten Aussehen. Durch die Massage erreichen wir nicht nur eine Mehrdurchblutung und infolgedessen eine verbesserte Ernährung und Reinigung der Gesichtshaut, sondern auch lockere Muskeln, da Verspannungen abgebaut werden.

Gehaltvolle Gesichtscremes können mit Hilfe der Massage gut eindringen und ihre Wirkung besser entfalten.

Grundregel
Die zarte Gesichtshaut nie zerren und auch nicht überdehnen. Stets eine Creme oder ein Öl benutzen.

Übungsdauer
Suchen Sie sich jeweils eine oder mehrere Übungen für die verschiedenen Gesichtspartien aus. Wiederholen Sie eine Übung etwa 5mal. 5 bis 10 Minuten Gesamtübungsdauer täglich reichen völlig aus. Sehr angenehm ist eine Massage am Abend. Noch besser ist es jedoch, morgens und abends 5 Minuten »Massagezeit« einzuplanen.

Viele Massagegriffe können einfach mal zwischendurch ausgeführt werden. Wenn Sie sich im Alltag z.B. beim angespannten Stirnrunzeln ertappen: streichen Sie sofort mit den Fingern über die Stirn, und entspannen Sie diese bewußt. Besonders die Stirn-, Mund- und Unterkieferregion neigt bei Streß zu Verspannungen und ist besonders massage- und entspannungsbedürftig.

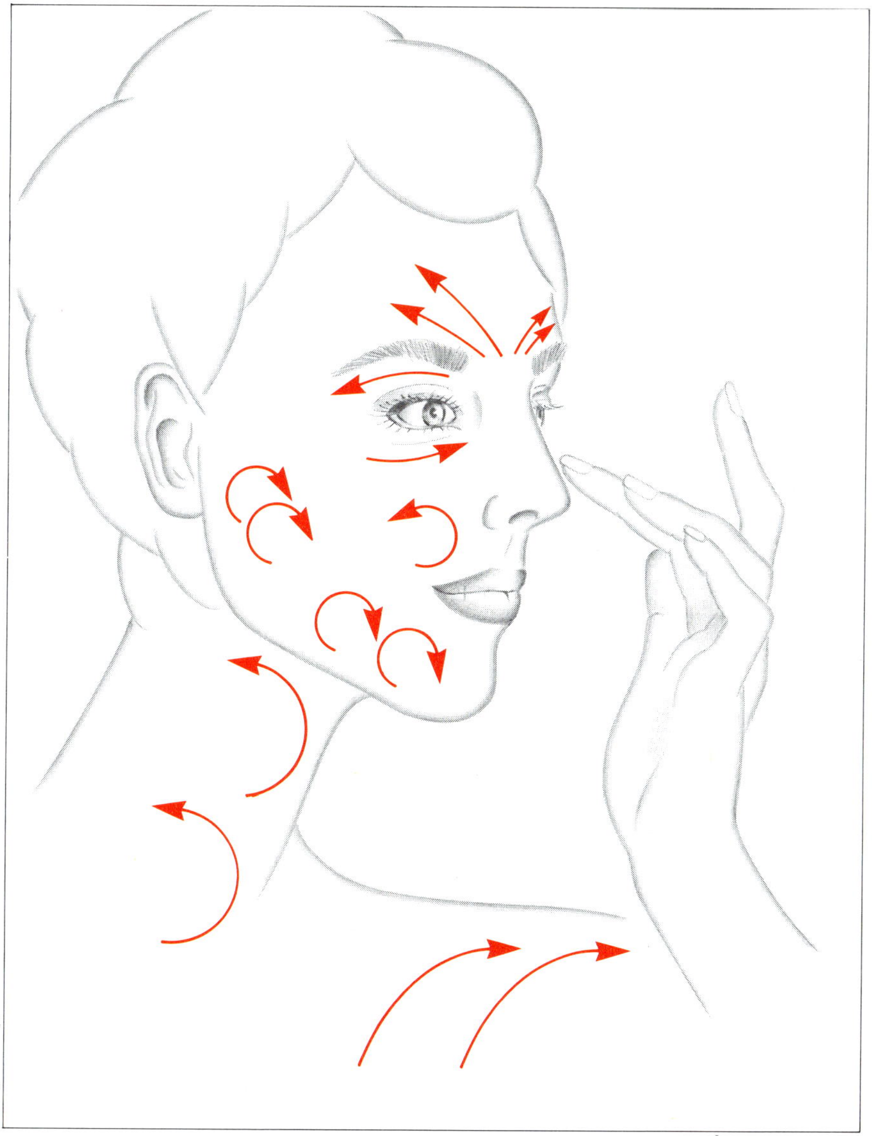

Abb. 67

Die Massage des Dekolletés

1. Führen Sie mit flächig angelegten Fingern auf dem ganzen Dekolleté kreisende Bewegungen aus.
2. Streichen Sie das Dekolleté mit flachen, gespannten Fingern von unten nach oben aus.
3. Streichen Sie das Dekolleté mit flachen Fingern von der Mitte nach außen aus.
4. Wie 3., aber mit kreisenden Bewegungen die Haut des Dekolletés ausstreichen. Dehnen Sie die Zeit für solch eine Übung ruhig etwas aus.
5. Klopfen Sie das Dekolleté erst mit den Fingerkuppen aus, dann mit den flachen Fingern.
6. Rollen Sie das gesamte Dekolleté mit einem Noppenball aus. Mit der rechten Hand die linke Seite und umgekehrt – quer, auf und ab, kreisend. Kleiner Nebeneffekt: Auch die Hände und die Reflexzonen in den Händen werden mitmassiert.

Die Massage von Hals und Kinn

Hals

Mit der rechten Hand zuerst die linke, dann mit der linken Hand die rechte Seite massieren. Nicht auf die Schilddrüse und den Kehlkopf drücken.

7. Mit flachen, gespannten Fingern den Hals von unten nach oben kreisend massieren, dann ausstreichen (Abb. 68).
8. Mit den Fingern oder dem Handrücken den Hals von unten nach oben ausstreichen.
   a) In der Mitte beginnen, dann die Finger immer weiter außen ansetzen (Abb. 69). Auch den hinteren Halsabschnitt ausstreichen.
   b) Sehr angenehm: Die Hände nacheinander aufsetzen – zuerst streicht die rechte Hand hoch, dann die linke und wieder die rechte.
   c) Wie b), jedoch mit beiden Händen auf der rechten Halsseite mit Streichbewegungen nach oben beginnen, immer mehr zur Mitte und schließlich zur linken Seite kommen, dann von links nach rechts und so fort.

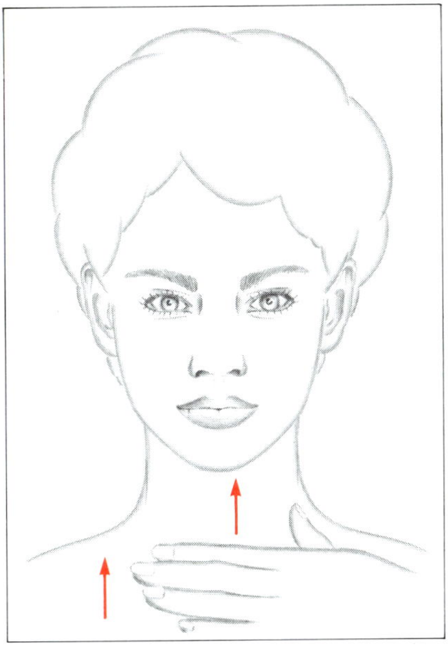

Abb. 68

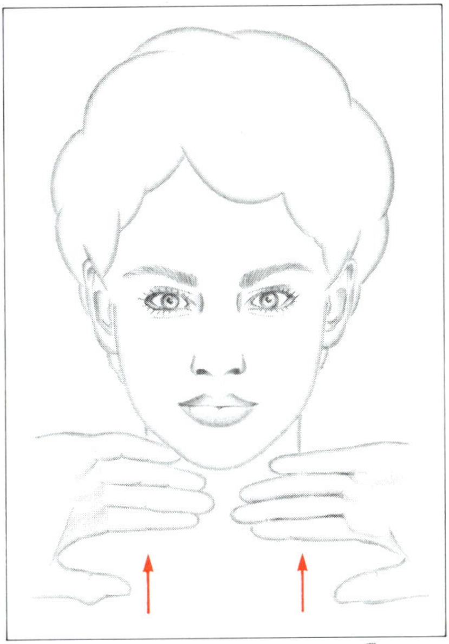

Abb. 69

9. Streichen Sie den Hals mit den Fingerrücken von der Mitte nach außen bis unter das Kinn quer aus. Beginnen Sie unten, und wandern Sie immer höher.
10. Streichen Sie den Hals mit den Handrücken von unten nach oben bis zum Kinn aus. Beginnen Sie wieder in der Halsmitte, und setzen Sie dann die Fingerrücken immer etwas weiter außen an.

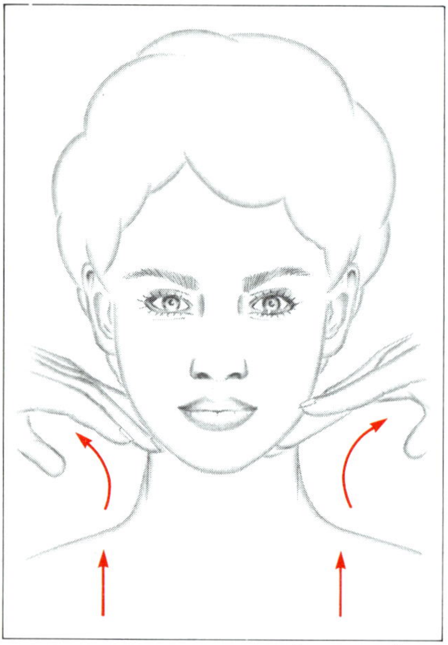

Abb. 70

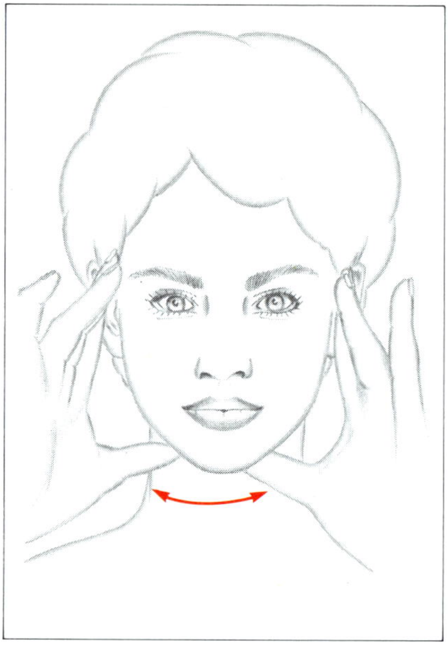

Abb. 71

Hals und Kinn

11. Streichen Sie den Hals mit den Handrücken aufwärts bis zum Kinn, in der Mitte beginnend nach außen bis zu den Ohrläppchen (Abb. 70).
12. Nehmen Sie einen kleinen Noppenball, und massieren Sie den Hals und die untere Kinnpartie (mit der rechten Hand den Ball auf der linken Seite rollen, später umgekehrt). Auf der Halshälfte den Ball auf und ab und hin und her rollen und kreisen, dann die gleichen Bewegungen unter dem Kinn ausführen. Für diese Übungen eignen sich nur kleine Noppenbälle oder -roller, die in jedem Sanitätsgeschäft zu finden sind.

Kinn

13. Die drei mittleren Finger beider Hände vor den Ohren ansetzen, die Daumen unter der Kinnmitte anlegen. Dann mit den Daumen sanft nach außen streichen (Abb. 71).

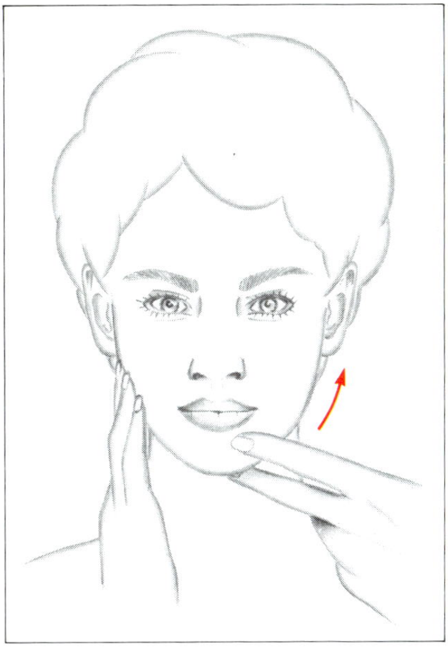

Abb. 72

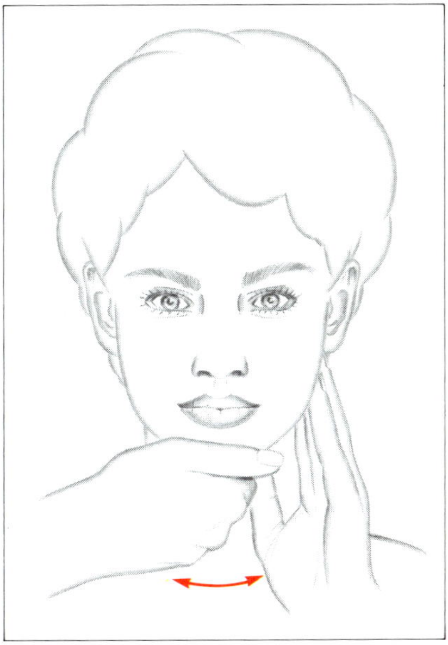

Abb. 73

14. a) Die Finger der rechten Hand unter das rechte Ohr legen, dann mit Zeige- und Mittelfinger der linken Hand eine Schere bilden und das Kinn dazwischenklemmen (Abb. 72).
    Streichen Sie jetzt mit den Fingern dieser Hand über das Kinn (das immer dazwischen liegt) bis zum linken Ohr. Dort legen Sie die Hand unter das Ohr und wiederholen die Übung mit Zeige- und Mittelfinger der rechten Hand, und so fort.
    b) Sanfter wird diese Ausstreichung, wenn Sie den Handrücken unter das Kinn und dann das Kinn zwischen Zeige- und Mittelfinger der anderen Hand legen. Wie oben ausstreichen.
15. Die Haut unter einem Ohr wieder mit einer Hand festhalten. Dann mit den flachen Fingern der anderen Hand unter dem Kinn entlang zum anderen Ohr ziehen und umgekehrt.
16. Die Haut unter einem Ohr mit der Hand festhalten, die andere Hand (Abb. 73) so an die Kinnseite legen, daß der Daumenballen oben und die Finger unter dem Kinn liegen. Streichen Sie jetzt mit den Fingern

unter dem Daumenballen auf dem Kinn wieder von einer Seite zur anderen, dann Händewechsel.

17. Legen Sie eine Faust unter das Kinn, und streichen Sie dann mit Mittel- und Ringfinger der anderen Hand das Kinn bis zur Unterlippe von unten nach oben aus.
    a) Nun lassen Sie Zeige- und Mittelfinger auf dem Kinn liegen und streichen mit dem angewinkelten Zeigefinger der unteren Hand von der Kinnspitze nach hinten in Richtung Hals.
    b) Ziehen Sie gleichzeitig die beiden Finger auf dem Kinnwulst nach oben zur Oberlippe und die Faust bzw. den angewinkelten Zeigefinger unter dem Kinn zum Hals. Wandern Sie dabei mit den Fingern einmal mehr nach rechts, dann nach links. Die Haut nur sanft dehnen und ausstreichen, nicht zerren.

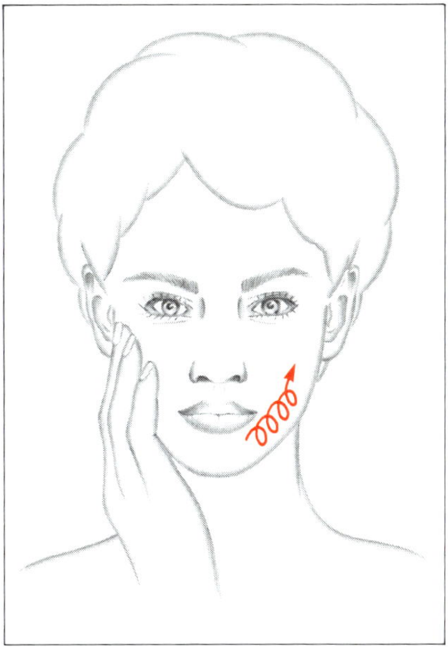

Abb. 74

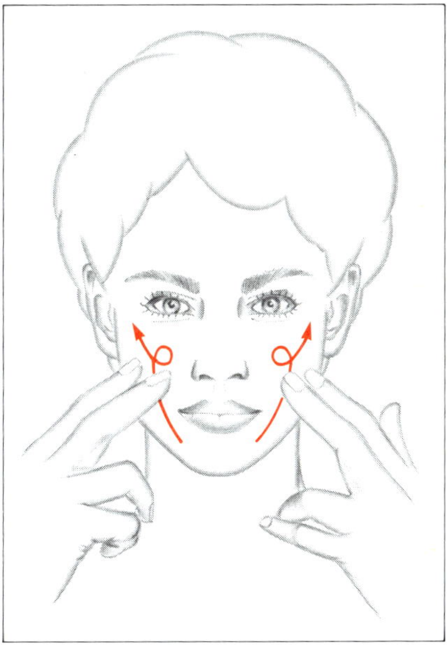

Abb. 75

Die Massage der Wangen, der Mundpartie und der Nase

Wangen

Tip: Wenn Sie die Wangen massieren, sollten Sie jeweils die Haut mit der anderen Hand unter dem Kinn fixieren, indem Sie einfach die Faust unter das Kinn legen.

18. Massieren Sie Ihre Wangen in kreisenden Bewegungen vom Kinn bis zu den Ohrläppchen. Die Haut sollte nicht gezerrt werden! (Abb. 74)
19. Führen Sie wie vorher kreisende Bewegungen quer über Ihre Wangen aus, jedoch pumpen Sie dabei mit den Fingern auf der Haut.
20. Wie Übung 18, jedoch die Haut mit den Fingern leicht abklopfen.
21. Betätscheln Sie mit Ihren Fingern die gesamte Kinn-, Mund- und Wangenpartie.
22. Ziehen Sie Ihre Finger von der Kinnmitte quer über die Wangen, am Unterkiefer entlang zum Jochbein und zu den Schläfen. Bei diesem Bewegungsablauf können Sie etwa in Höhe des Jochbeines einen kleinen Kreis ausführen und dann die Finger zu den Schläfen hochführen (Abb. 75).

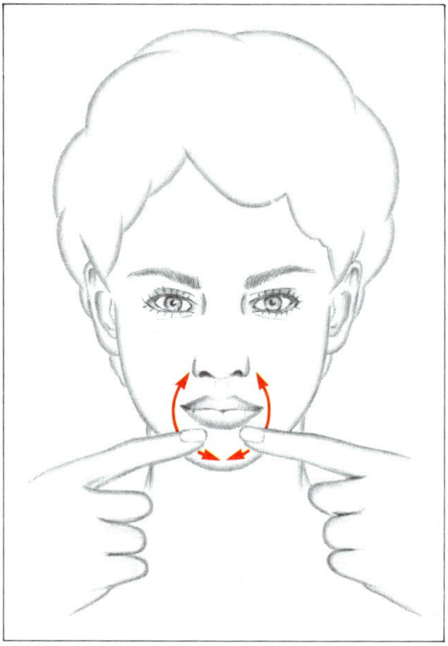

Abb. 76

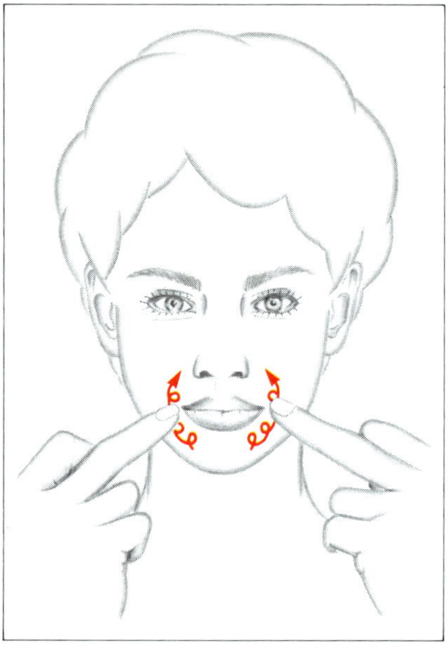

Abb. 77

Mund und Nasolabialfalte

23. Legen Sie die linke Hand auf die linke Wange. Umkreisen Sie den Mund mit dem Mittelfinger der rechten Hand, dann umgekehrt.
24. Legen Sie beide Zeigefinger in der Mitte über dem Kinn auf. Ziehen Sie dann Halbkreise rund um den Mund bis oberhalb der Oberlippe, dann das gleiche zurück (Abb. 76).
25. Führen Sie mit den Mittelfingern kreisende Bewegungen von den Mundwinkeln über die Lachfalten bis zu den Nasenflügeln aus (Abb. 77).
26. a) Fixieren Sie mit dem Mittel- und Ringfinger der linken Hand den linken Mundwinkel, und fahren Sie mit dem Mittelfinger der rechten Hand vom linken Mundwinkel über die Oberlippe zum rechten Mundwinkel. Dann wechseln, rechten Mundwinkel festhalten und mit dem Mittelfinger der linken Hand zum linken Mundwinkel streichen. Mehrere Male wiederholen.

    b) Technik wie bei a) an der Unterlippe anwenden.

    c) Wie a) und b), aber mit kreisenden Bewegungen.

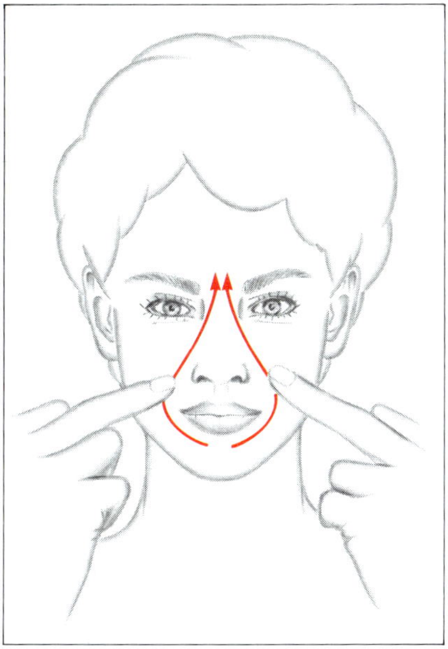

Abb. 78

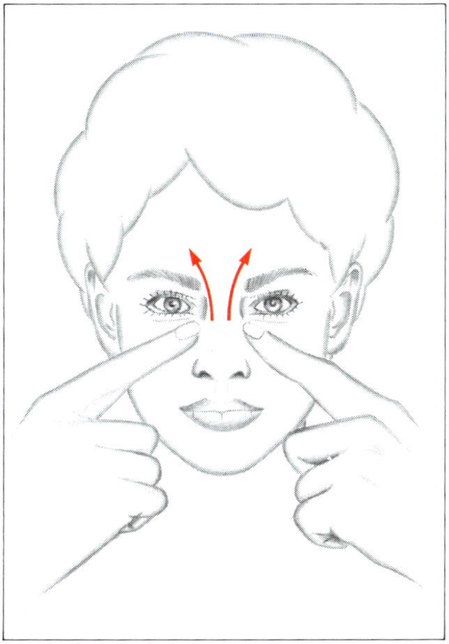

Abb. 79

27. Fassen Sie die Oberlippe zwischen Daumen und Zeigefinger. Streichen Sie dann die Oberlippe in ihrer vollen Breite mit den Zeigefingern von oben nach unten aus. Arbeiten Sie abwechselnd mit dem rechten und linken Zeigefinger. Diese Übung ist ausgezeichnet gegen Oberlippenfältchen.
28. Streichen Sie mit den Mittelfingern von der Kinnmitte seitwärts über die Mundwinkel und die Lachfalten nach oben, an den Nasenflügeln vorbei bis zur Nasenwurzel (Abb. 78).
29. Wie Übung 28, aber mit kreisenden Bewegungen.
30. Wie Übung 28, aber mit den Fingerkuppen leicht klopfen.
31. a) Machen Sie einen Kußmund, und streichen Sie die Lachfalten sowie kleine Fältchen über der Oberlippe mit kreisenden Bewegungen aus.

    b) Ziehen Sie die Ober- und Unterlippe über die Zähne, so daß die Haut gespannt ist, und machen Sie dasselbe wie bei a).

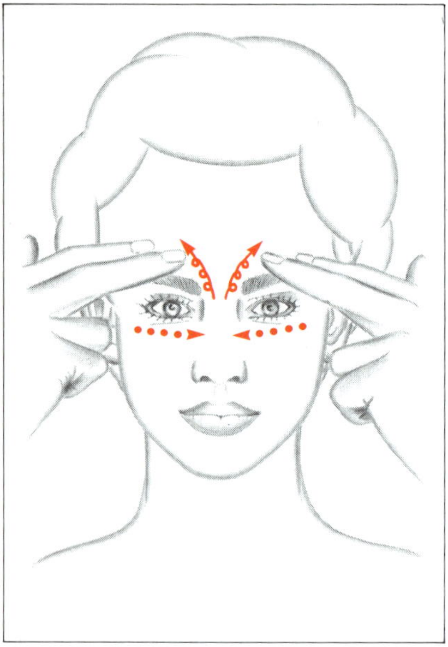

Abb. 80

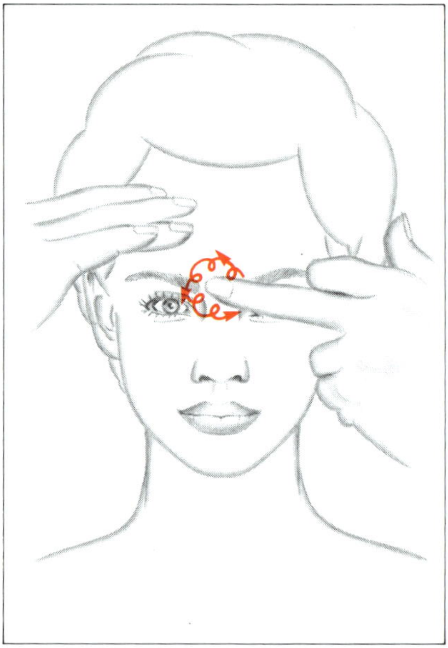

Abb. 81

Nase

32. a) Streichen Sie die Nase von den Nasenflügeln bis zur -wurzel aus.
    b) Wie Übung a), jedoch mit kreisenden Bewegungen (Abb. 79).
33. a) Legen Sie die Finger auf den Nasenrücken. Streichen Sie über die Nasenflügel entlang den Jochbeinen zu den Ohren.
    b) Wie a), anschließend die Hände den Hals hinuntergleiten lassen.

Die Massage des Augenbereichs und der Stirn

Augen

34. Schließen Sie die Augen. Legen Sie die Mittelfinger an die inneren Augenwinkel: Pressen Sie sanft, und führen Sie anschließend die Finger am oberen Lid entlang zum äußeren Augenwinkel. Danach beklopfen Sie die untere Augenpartie bis zum inneren Augenwinkel.
35. Führen Sie mit einem oder zwei Fingern vom inneren Augenwinkel über die Augenbraue kreisende Bewegungen aus. Vom äußeren zum inneren Augenwinkel klopfen Sie wieder sanft (Abb. 80). Besonders empfehlenswert ist hier das Einklopfen einer Augencreme.

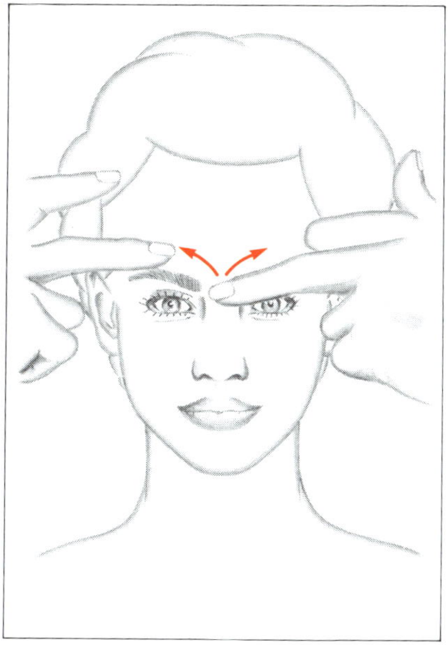

Abb. 82

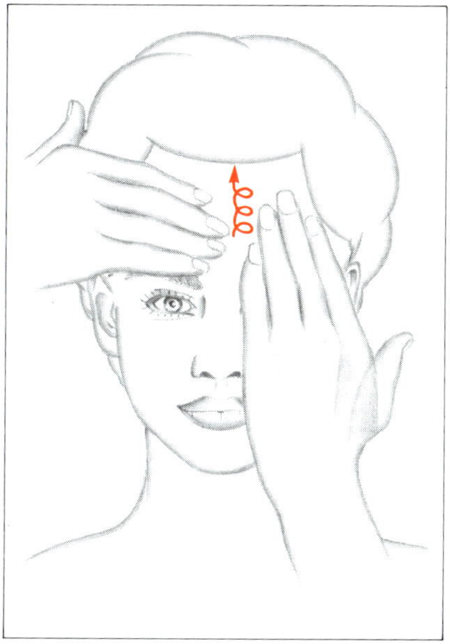

Abb. 83

Stirn und Zwischenaugenbrauenbereich

36. Legen Sie die drei mittleren Finger der rechten Hand über die rechte Augenbraue. Führen Sie dann mit dem linken Mittelfinger kreisende Bewegungen über den Zornesfalten zwischen den Augenbrauen aus. Dann umgekehrt (Abb. 81).
37. Streichen Sie die Zornesfalten aus: Zuerst streicht der rechte Mittelfinger von der Nasenwurzel aus etwas nach oben, dann bis zur Mitte über der rechten Augenbraue. In diesem Augenblick setzen Sie den Mittelfinger der linken Hand an der Nasenwurzel an und wiederholen die Streichung nach links. Dies sollte eine fließende Bewegung ergeben (Abb. 82).
38. Streichen Sie mit dem Mittelfinger der rechten Hand wieder von der Nasenwurzel nach oben bis etwa zur Stirnmitte, dann mit den drei mittleren Fingern über die Stirn zur Seite streichen und die Finger am Schläfenbereich liegen lassen. Das gleiche mit der linken Hand auf die andere Seite. Dann dort wieder die Finger am Schläfenbereich

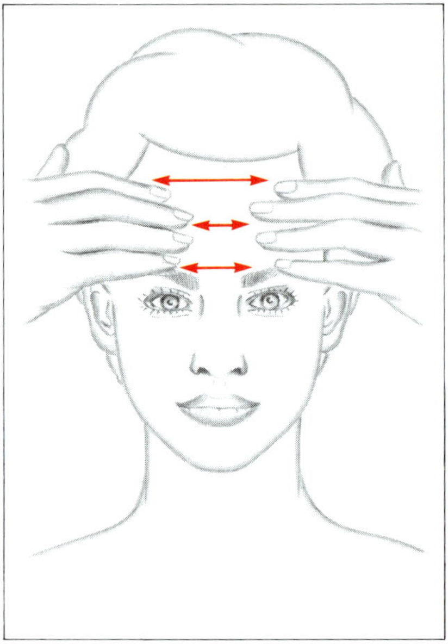

Abb. 84

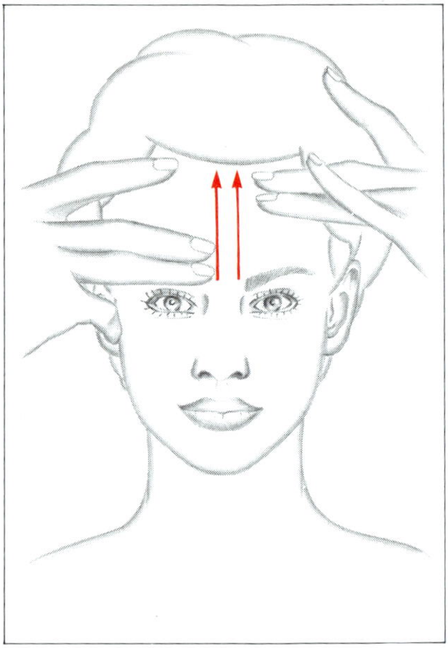

Abb. 85

liegen lassen und dadurch die Haut fixieren, während die andere Hand ihre Streichungen ausführt.

39. Legen Sie die Finger der linken Hand auf die linke Stirnseite.
    a) Mit den Fingern der rechten Hand von der Nasenwurzel aufwärts kreisende Bewegungen ausführen, dann Wechsel (Abb. 83).
    b) Mit dem Mittel- und Ringfinger der rechten Hand zwischen den Augenbrauen locker klopfen.
40. Legen Sie die Finger der rechten Hand an die rechte Schläfe, und fixieren Sie dort die Stirnhaut. Dann mit den Fingern der anderen Hand von rechts nach links über die Stirn streichen, danach umgekehrt.
41. Legen Sie die Finger beider Hände an die Stirnmitte. Streichen Sie gleichzeitig mit den Fingern der rechten Hand nach rechts außen und mit den Fingern der linken Hand nach links außen (Abb. 84).
42. Wie Übung 41, aber klopfen.

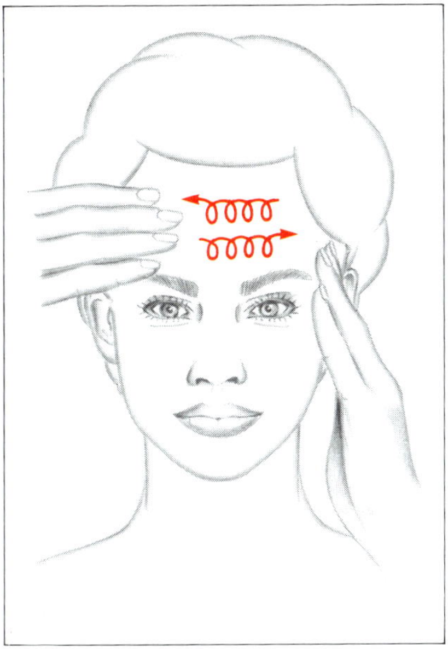

Abb. 86

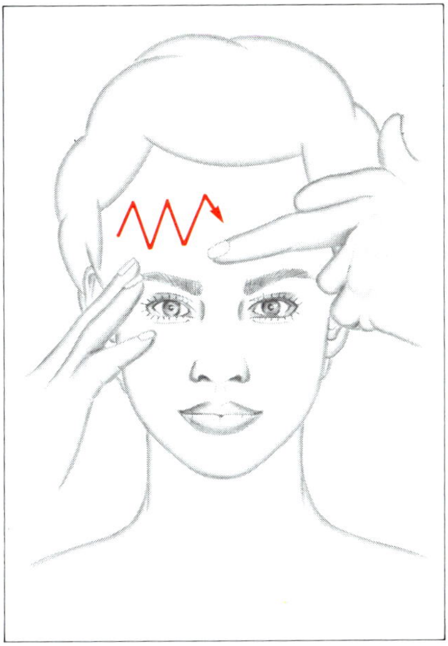

Abb. 87

43. Streichen Sie mit den Mittel- und Ringfingern beidseits im schnellen Wechsel die Stirn von unten nach oben aus. Wenn die Finger der rechten Hand nach oben bis zum Haaransatz gestrichen sind, setzen unten über der Augenbraue die Finger der anderen Hand an. Lassen Sie bei dieser Streichung die Finger von einer Seite zur anderen wandern. Dann in umgekehrter Richtung (Abb. 85).
44. Fixieren Sie mit den Fingern einer Hand die Stirnhaut an der Schläfe. Die andere Haut führt kreisende Bewegungen quer über die Stirn aus. Dann umgekehrt (Abb. 86).
45. Wie Übung 38, jedoch die Stirn mit einem Mittelfinger in Zick-Zack-Linien ausstreichen (Abb. 87).
46. Den Stirn-Augenbrauen-Bereich mit den Mittelfingern beider Hände wechselseitig von der Nasenwurzel über die Augenbrauen ausstreichen.

Was die Haut sonst noch frisch, vital und jung erhält

Pflege der Haut

Reinigung

Die tägliche Reinigung der Haut ist oberster Grundsatz. Denn nur so kann die Haut genügend atmen. Verstopfte Poren müssen gesäubert und von Ablagerungen befreit werden. Diesen Vorgang können Sie unterstützen, indem Sie die Reinigungsemulsion mit einem Gesichtsbürstchen in kreisenden Bewegungen aufschäumen. Die Haut wird dadurch noch besser gesäubert, weicher und entspannter.

Verwenden Sie zur täglichen Reinigung der Haut sanfte, hautfreundliche Mittel, die den Fett-Säure-Mantel nicht zu sehr strapazieren. Achten Sie auch beim Duschen oder Baden immer darauf, hinterher alle Schaumreste sorgfältig abzuspülen.

Feuchtigkeitscreme

Nach der Reinigung muß unbedingt eine Feuchtigkeitscreme aufgetragen werden, um die natürliche Feuchtigkeit der Haut zu bewahren und ihr zusätzlich Feuchtigkeit zuzuführen. Die Tagescreme sollte einen UV-Filter besitzen. Da der Schutzfilm durch die stets vorhandene Schweißabsonderung sehr schnell löchrig wird, sollte die Gesichtshaut im Lauf des Tages nachgecremt werden.

Ölschal gegen Falten am Hals

Außer regelmäßigen Gymnastikübungen für den Hals und konsequenter Haltungskontrolle im Alltag kräftigt ein Ölschal die dünne talgdrüsenarme Halshaut. Mischen Sie dazu 2 bis 3 Eßlöffel angewärmtes Weizenkeim-, Mandel-, Avocado-, Sonnenblumen- oder Olivenöl mit 1 Eßlöffel Honig und pinseln diesen Brei auf den Hals auf. Wickeln Sie Frischhaltefolie und ein leichtes Flanelltuch darüber, damit sich mehr Wärme entwickelt. Lassen Sie die Ölpackung 15 bis 60 Minuten oder besser über Nacht einwirken.

Eiswürfel

Reiben Sie ab und zu Ihre Gesichtshaut mit Eiswürfeln ab! Eiswürfel erfrischen und straffen die Haut. Der Kältereiz wirkt erst gefäßverengend. Dann stellen sich die Gefäße weit, und die Haut ist besonders aufnahmefähig für Wirkstoffe von außen.

Eisringe bei Schwellungen

Schwellungen um die Augen bedeuten, daß sich Wasser im Gewebe gesammelt hat, z.B. durch flache Kopfkissen oder zu wenig Schlaf. Ständig geschwollene Augen können allerdings auf ein Nieren- oder Stoffwechselproblem hinweisen. Hilfe bei Schwellungen, aber auch bei geröteten, gestreßten Augen – kühle Gurkenscheibe auf die Augen legen oder kühle, ausgedrückte Schwarzteebeutel.

Mit Gel gefüllte, gekühlte Augenringe oder Kältebrillen aus der Apotheke, 5 bis 10 Minuten auf die Augen legen. Der Kälteschock mindert den Flüssigkeitsstau im Gewebe und hilft beim Abtransport von Schlacken und Giftstoffen.

Peeling

Die Haut ist ein lebenswichtiges Entgiftungsorgan des Körpers. Poren, die durch viele tote Zellen verstopft sind, blockieren die Schweiß- und Giftausscheidung. Ein wöchentlich angewandtes Peeling mit einer Gesichtsrubbelcreme oder Seesandmandelkleie reinigt die Gesichtshaut besonders porentief und entfernt abgestorbene Hautzellen. Das Porenbild der Haut wird verfeinert. Der Abtransport von Giftstoffen erfolgt rascher und gründlicher, und die Haut wird aufnahmefähiger für pflegende Substanzen. Der Hauttalg kann nun ungehindert nach außen dringen, und die Haut wird samtweich. Stoffwechsel und Durchblutung werden aktiviert und gesteigert.

Genügend Schlaf/Schönheitsschlaf

7 bis 8 Stunden Nachtschlaf brauchen wir, damit sich unsere Haut regenerieren kann. Gerade nachts – wenn andere Organe auf Sparflamme geschaltet sind – arbeiten die Hautzellen auf Hochtouren, teilen und erneuern sich.

Allerdings verlangsamen sich diese Teilungsprozesse mit zunehmendem Alter.

Die nächtlichen Leistungen der Haut:

- ausgeprägte Neubildung von Hautzellen,
- Reparatur des Schutzmantels der Haut,
- Transport von reichlich Sauerstoff mit dem Blut in die äußeren Hautschichten.

Morgens in der Frühe ist dieser Erneuerungsprozeß weitgehend abgeschlossen. Der Schlaf vor und kurz nach Mitternacht in gut gelüftetem, kühlem Schlafraum ist deshalb für unsere Schönheit besonders wichtig.

Flache Kopfkissen

Schlafen Sie auf einem kleinen, flachen, festen Kopfkissen, so daß die Halswirbelsäule nicht abgeknickt wird, sondern gerade bleibt. Das verhindert Knitterfältchen am Hals und im Gesicht, und das Kinn bleibt straff.

Mimikkontrolle

Gewöhnen Sie sich an, Ihre Mimik zu kontrollieren. Permanentes Zusammenziehen oder Hochziehen der Augenbrauen, (lichtempfindliches oder kurzsichtiges) Augenblinzeln oder ständig zusammengepreßte Lippen etc. bewirken unweigerlich verkrampfte Gesichtsmuskeln. Die Durchblutung wird gedrosselt, das Bindegewebe verhärtet sich; es können bald tiefe Kerben entstehen. Versuchen Sie deshalb, im alltäglichen Leben Gewohnheitsfalten zu vermeiden.

Bewegung in frischer Luft und Sonne

Ein Spaziergang in frischer Luft – jeden Tag – tut unserer Haut gut, jedoch sollte die Haut zuvor mit einer geeigneten Creme geschützt werden (Sonnenschutzfilter). Ein gewisses Maß an Sonne ist gut, jedoch dauernde Sonnenbestrahlung läßt die Haut früher altern. Nehmen Sie auf keinen Fall ausgiebige Sonnenbäder, sondern bewegen Sie sich lieber in der Sonne.

Was viele nicht wissen: Auch sonnengebräunte Haut schützt nicht vor schädlichen UV-Strahlen. Die Strahlen durchdringen die äußerste Zellschicht und schädigen die elastischen und kollagenen Gewebefasern, denen die Haut ihr straffes Aussehen verdankt. Sie können aber auch Hautkrebs verursachen. Ein Sonnenbrand bedeutet für die Haut eine extreme Belastung. Die Sonnenbräune ist das Ergebnis des angerichteten Hautschadens. Es stellt für die Haut aber auch eine Mehrbelastung dar, die verbrannten pigmentierten Zellen wieder aufzulösen und zu ersetzen. Diese Zellen werden schneller als normal abgestoßen. Wir erkennen das z.B., wenn sich die Haut schält. Denken Sie immer daran: Die Haut ist zwar lange Zeit regenerationsfähig, sie verzeiht so manche Sünden, jedoch eine nicht, nämlich das langzeitige Verharren in einer ungesunden, schädlichen Situation. Eine übertriebene Einwirkung von UV-Strahlen überfordert die Zellen, die irgendwann nicht mehr in der Lage sind, die Schäden und Zerstörungen zu reparieren, sie entarten. Die Haut leiert aus, verhärtet, kann nicht mehr genügend Wasser speichern.

Um solche irreparablen Schäden zu vermeiden, sollten Sie folgende Regeln beherzigen:

Wenn Sie sich in der Sonne aufhalten, unbedingt einen Sonnenhut tragen sowie rechtzeitig geeignete Sonnenschutzmittel bzw. -blocker auftragen.

Bewegung in frischer Luft

Gönnen Sie Ihrer Haut viel Bewegung in frischer Luft bei jedem Wetter. Gute, frische Luft ist Balsam für die Haut. Die natürlichen Temperaturreize regen das Abwehrsystem zu vermehrter Tätigkeit an und verbessern die Durchblutung und den Stoffwechsel. Für jedes Wetter gibt es die richtige Kleidung. Im Gegensatz zum Aufenthalt in zentralgeheizten Räumen kann die Haut in frischer Luft auftanken. Dies bedeutet für sie nicht nur ergänzende Pflege, sondern auch ein unentbehrliches Schönheitsmittel.

Schwitzen und Ausdauersport

Mindestens einmal täglich sollten Sie ins Schwitzen kommen. Das reinigt die Zellen, besonders die Haut, von Stoffwechselschlacken, regt die Herz-

und Kreislauftätigkeit an und unterstützt das allgemeine Stoffwechselgeschehen. Auch die entferntest gelegenen Blutgefäße werden dadurch optimal durchblutet, entschlackt und trainiert. – Blutgefäße, die z.B. infolge dauernden Bewegungsmangels nicht genügend trainiert werden, verkümmern, werden enger, unelastischer und verhärten.

Geeignete Ausdauersportarten:
Jogging, Walking, Radfahren, Bergangehen, Skigymnastik, Aerobic und andere Gymnastikarten, Skilanglauf, Tanzen, aber auch Schwimmen. Dabei unbedingt geeignete Sportkleidung, insbesondere optimales Schuhwerk tragen!

Sauna und verschiedene Wasseranwendungen

Sauna

Auch das richtige Saunieren bedeutet für die Haut und sämtliche Gefäße ein exzellentes Training, das überdies die Stoffwechsel- und Abwehrfunktionen anregt. Mit dem Schweiß werden viele toxine Stoffwechselschlacken ausgeschieden. Die Haut und der gesamte Körper werden dadurch bestens gereinigt.

Durch den regelmäßigen wöchentlichen Saunabesuch wird die Haut optimal gereinigt und abgehärtet.

Wasseranwendungen

Wasseranwendungen wirken auf die Haut aufbauend, durchblutungs- und stoffwechselfördernd. Die kleinen Blutgefäße werden dadurch trainiert und außerdem die Abwehrfunktionen angeregt. Viele Wasseranwendungen wirken abhärtend. Der Kreislauf und auch das vegetative Nervensystem können dadurch gezielt trainiert werden. Das gilt z.B. für Wechselduschen, Fußwechsel- und Armwechselbäder, Wassertreten, kalte Abwaschungen, Blitzguß oder auch für den kalten Schlauchguß nach dem Saunagang.

Wechselduschen erfolgen, indem man zuerst etwa drei Minuten warm (39 bis 40 °C), dann 10 bis 20 Sekunden kalt duscht. Nach ungefähr drei

Wiederholungen beendet man das Duschen mit kaltem Wasser. Dies ist eine sehr wirksame Maßnahme zum Training der Blutgefäße und zur Abhärtung. Unser eigener, natürlicher »innerer Arzt« wird dadurch wach gehalten.

Dampfbäder

Auch durch ein Dampfbad wird die gründliche Reinigung der Poren unterstützt. Die Wirkstoffe des Dampfbades (ätherische Öle) können leichter und tiefer in die Haut eindringen und dort ihre Wirkung entfalten. Je nach Wirkstoff kann ein Dampfbad auf Haut und Bronchien entzündungshemmend, desinfizierend, reinigend, beruhigend oder anregend wirken.

Das Dampfbad mit seiner Temperatur von »nur« etwa 45 Grad und seiner hohen Luftfeuchtigkeit (ca. 90 Prozent) überzieht die Haut mit einer Schicht feinster Wassertröpfchen, die verhindert, daß Schweiß verdunstet.

Die Haut quillt durch den heißen Dampf auf. Beim Schwitzen lösen sich die abgestorbenen Hautschüppchen leichter. Die Poren öffnen sich, so daß Mitesser leichter entfernt und tiefliegende Schmutz- und Schlackenstoffe, die zu Unreinheiten oder gar Entzündungen führen, ausgeschwitzt werden können. Besonders bei unreiner Haut sind Gesichtsdampfbäder 1- bis 2mal pro Woche anzuraten. Nicht anwenden sollte man sie bei empfindlicher, trockener, zu roten Äderchen (Conperose) neigender Haut. Die Mehrdurchblutung fördert die Äderchenbildung. Bereiten Sie das Dampfbad je nach den Heilpflanzen, die Sie verwenden wollen, als Aufguß oder Abkochung zu. Besonders einfach ist die Zubereitung, wenn Sie heißem Wasser wenige Tropfen eines ätherischen Öls zusetzen. Das Dampfbad darf nicht kochend heiß sein, da zu starke Hitze der Haut und der Schleimhaut schadet.

1. Beugen Sie dann den Kopf über die Schüssel mit dem Inhalat, und legen Sie ein ausreichend großes (Hand-)Tuch über Kopf und Schüssel.
2. Entspannen Sie sich dabei 5 bis 10 Minuten (nicht länger, weil sonst der Haut zu viel Feuchtigkeit entzogen wird).

3. Anschließend das Gesicht mit kaltem Wasser abspülen, danach trocken tupfen.
4. Eine Pflegecreme wird jetzt von der Haut besser aufgenommen.

Salz – das Entschlackungswunder

Salz als Körper-Peeling oder Schönheitsbad – und zwar besonders das Meersalz mit seinem hohen Anteil an Magnesium, Kalium und Kalzium sowie Spuren von Jod, Mangan, Eisen, Kupfer und Zink – reinigt und entschlackt die Haut. Es entzieht dem Gewebe Wasser, regt die Durchblutung an und wirkt gegen Hautunreinheiten.

Für ein Wannenbad lösen Sie etwa ein Kilo Salz auf. Die Badetemperatur sollte zwischen 36 und 39 Grad liegen, die Badedauer 20 Minuten nicht übersteigen. Anschließend Hautlotion oder Hautöl einmassieren.

Bei der Ernährung sollten Sie eher kleinlich mit Salz umgehen, denn es bindet Wasser im Gewebe und kann Bluthochdruck begünstigen.

Wasser- oder Aquagymnastik

Gymnastik im Wasser ist zu empfehlen, da der Druck des Wassers einer sanften Massage des Körpers gleichkommt. Obwohl Übungen im Wasser anstrengender sind als an Land, werden sie nicht so empfunden, zumal man das Schwitzen im Wasser nicht spürt.

Besonders gut: Bewegung im Meerwasser. In der Luft schweben dort auch noch mikrofeine Tröpfchen, die nicht nur den Atemwegen gut tun, sondern auch der Haut. Salze reinigen die Haut und heilen Entzündungen.

Pflege von innen

Unerläßlich für die gesunde, schöne Haut ist die Pflege von innen. Sorgen Sie dafür, daß Ihr Organismus alle lebenswichtigen Stoffe erhält, damit die Regenerationsvorgänge optimal erfolgen können. Die Haut, deren Zellen sich ja etwa alle 28 Tage erneuern, muß über die Nahrung genügend Vitamin A, C und E enthalten, die sie gegen die Freien Radikale schützen und sie widerstandsfähiger machen. Schlecht ernährte Haut sieht fahl, welk, müde, rauh und matt aus. Die ausreichende Zufuhr von Vitaminen, Mineralstoffen und Spurenelementen sowie reichliches Trinken (Obst- und Gemüsesäfte, Kräutertees, Mineralwasser) fördern die Erneuerung der Haut, entschlacken und verschönern sie.

Dagegen lassen Nikotin und Alkohol die Haut grau und faltig aussehen. Zuviel fettige und salzige Speisen wirken pickelfördernd.

Entschlackung durch Trinken

Für die Haut und für alle Organfunktionen ist genügende Flüssigkeitszufuhr überlebenswichtig.

Der Wassergehalt des menschlichen Körpers

beträgt

beim Säugling 0,75 l/kg Körpergewicht
bei jungen erwachsenen Frauen 0,53 l/kg Körpergewicht
bei alten erwachsenen Frauen 0,46 l/kg Körpergewicht
bei jungen erwachsenen Männern 0,6 l/kg Körpergewicht
bei alten erwachsenen Männern 0,53 l/kg Körpergewicht

Die Deutsche Gesellschaft für Ernährung empfiehlt eine tägliche Flüssigkeitszufuhr (Wasser, Tee, Saft) von 20 bis 45 ml/kg Körpergewicht. Die Trinkmenge reguliert sich normalerweise automatisch: Wird zu wenig getrunken, erhöht sich der Durst; wird zuviel getrunken, erhöht sich die Urinausscheidung. Bei älteren Menschen ist diese Regulation beeinträchtigt: Sie empfinden weniger Durst und müssen daher besonders auf die richtige Trinkmenge achten. Zu den Folgen unzureichenden Trinkens zählen Leistungsabfall, Müdigkeit, Unwohlsein, aber auch eine Verdickung des Blutes, die bei Risikopatienten (Herzinfarkt, Schlaganfall) lebensgefährlich sein kann. Die zugeführte Flüssigkeit wird zum Vehikel für Stoffwechselprodukte im weitesten Sinn. Nicht zuletzt reinigt und klärt Trinken auch die Haut.

Schönheitselixier Mineralwasser

Das »Brunnentrinken«, die Mineralwasserkur hat eine lange Tradition, was zu Rückschlüssen auf günstige Wirkungen berechtigt. In unserem Alltag pflegen wir das Mineralwasser zu Hause zu trinken. Achten Sie beim Kauf darauf, daß Ihr Mineralwasser wenig Natrium, aber reichlich Kalium, Magnesium und Kalzium enthält. Vergleichen Sie die Analysewerte auf dem Flaschenetikett!

Das Leben bejahen – positiv denken

Positives Denken

Es ist erwiesen, daß positives Denken, Aktivität und geistige Betätigung – auch im Alter – ein Jungbrunnen sind und die Haut länger schön bzw. vital sowie jung aussehen lassen. Lachen stärkt unsere körpereigene Abwehr, Heiterkeit schützt vor Falten.

Sex, Liebe und Schönheit

In jedem Alter wird einem zufriedenen und befriedigenden Geschlechtsleben, das jede Liebesbeziehung verschönert, eine verjüngende Kraft zugesprochen. Gemeint ist hier nicht der Sex ohne Liebe und Gefühle. Die Sexual- und Liebeshormone, die ins Blut gelangen, wirken beglückend, stimulierend, verschönernd und abwehrstärkend.

Zärtlichkeit, Streicheln

Die Haut ist unser oberflächengrößtes Organ. Es dient nicht nur der Wärmeregulation und als Schutz, sondern auch der Aufnahme von Sinnesreizen, die über unterschiedliche Rezeptoren aufgenommen, weitergeleitet und verarbeitet werden. Dabei konzentrieren sich besonders viele Tastrezeptoren in Lippen, Zunge, Gesicht, Händen und Füßen. Diese Zonen sprechen besonders auf Berührung und Streicheln an.

Zärtliche Berührung erhält nicht nur die Haut schön, sondern tut auch unserer Psyche gut und schenkt Entspannung und Wohlbefinden.

Was der Haut am meisten schadet

Klassische Hautfeinde sind Alkohol, Nikotin, Schlafmangel, Sonne im Übermaß und Streß. Diesen Feinden sind Sie mehrfach auf den Seiten dieses Buches begegnet, manche kennen Sie vielleicht aus eigener Erfahrung. Schlagen Sie die Feinde in die Flucht, Ihre Haut wird es Ihnen danken.

Beispiel

Meiden Sie Feuchtigkeitsräuber der Haut!

- Baden Sie nicht länger als 15 Minuten in heißem Wasser. Zu langes Baden laugt die Haut aus. Seifenhaltige Badezusätze verstärken diesen Effekt. Nach dem Baden Hautlotion oder -öl benutzen.
- Aggressive Hautreinigungsmittel entziehen der Haut Fett und Feuchtigkeit und durchlöchern den Säureschutzmantel. Die Haut wird rissig oder spröde, so daß Bakterien, Viren und Schadstoffe leichter eindringen können.
- Bei scharfem Wind, extremer Kälte, trockener Heizungsluft, Klimaanlagen die Haut regelmäßig eincremen (Wasser-in-Öl-Emulsion). Das schützt sie vor Wasserverlust.
- Nicht in der Sonne liegen! UV-Licht wirkt aber auch im Schatten. Bewegen Sie sich. Und tragen Sie 30 Minuten, bevor Sie sich der Sonne aussetzen, ein Sonnenschutzmittel mit dem passenden Lichtschutzfaktor auf.

Ergänzende Literatur

Ferguson, P.: Shiatsu. TRIAS Verlag, Stuttgart 1995

Friebel, Volker: Gelassenheit und Ruhe. Buch mit Tonkassette. TRIAS Verlag, Stuttgart 1994

Friebel, Volker: Die sanfte Kraft der inneren Bilder. Doppel-CD. TRIAS Verlag, Stuttgart 1997

Friebel, Volker/Jean-Pierre Garattoni: Durch Gelassenheit und Ruhe zu neuer Kraft. TRIAS Relax-CD. TRIAS Verlag, Stuttgart 1998

Fritzsche, I., und W. Fritzsche: Saunabaden. TRIAS Verlag, Stuttgart 1990

Höfler, Heike: Atemtherapie und Atemgymnastik. TRIAS Verlag, Stuttgart 1995

Höfler, Heike: Atemtherapie und Atemgymnastik. Die Tonkassette. TRIAS Verlag, Stuttgart 1995

Höfler, Heike: Fitneßtraining fürs Gesicht. Die Tonkassette. TRIAS Verlag, Stuttgart 1996

Kraus, L., und J. Carstens: Heilpflanzen. TRIAS Verlag, Stuttgart 1993

Ohm, Dietmar: Progressive Relaxation. TRIAS Verlag, Stuttgart 1997

Ohm, Dietmar: Streßfrei durch Progressive Relaxation. TRIAS Relax-CD. TRIAS Verlag, Stuttgart 1998

Prinzinger, R.: Das Geheimnis des Alterns. Campus Verlag, Frankfurt am Main 1996

Thomas, Klaus: Das Autogene Training. Die Tonkassette. TRIAS Verlag, Stuttgart 1997

Wood, E.C., und P.D. Becker: Klassische Massagemethoden. Hippokrates Verlag, Stuttgart 1984